Mit freundlicher Empfehlung

DR. FALK PHARMA GmbH

Leinenweberstr. 5
Postfach 65 29
79041 Freiburg
Germany

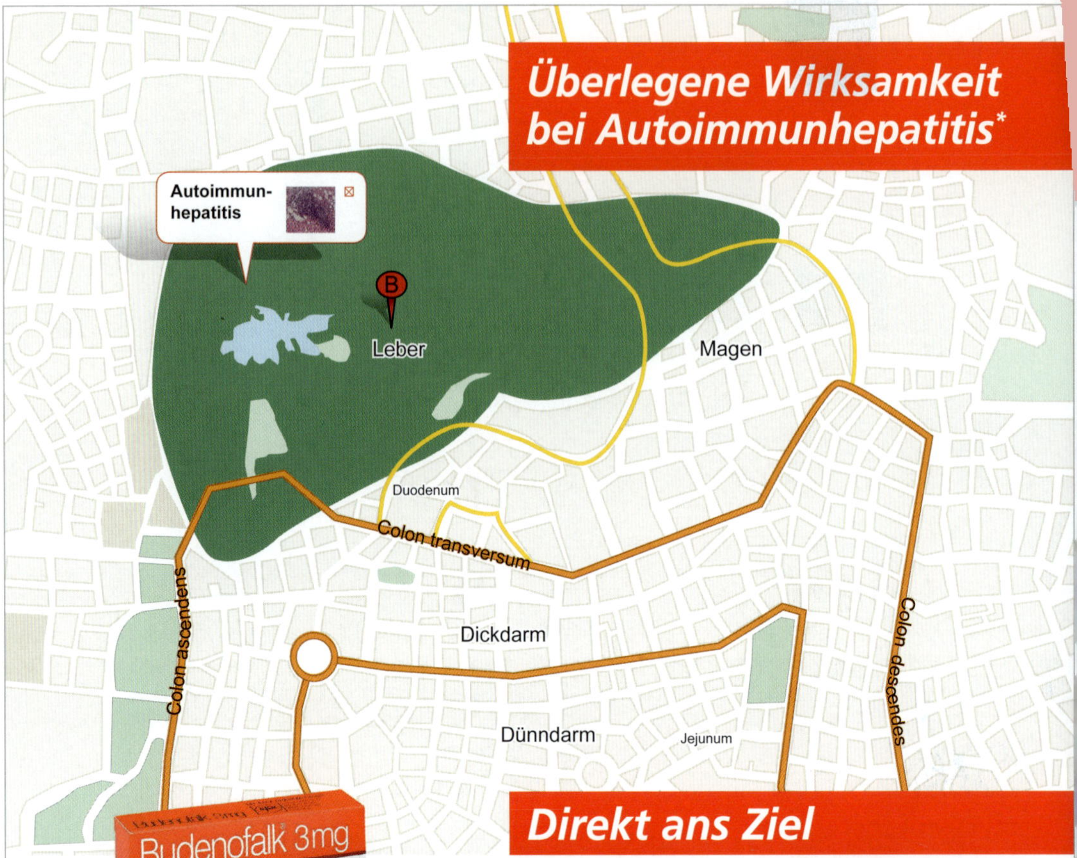

Überlegene Wirksamkeit bei Autoimmunhepatitis*

Autoimmun-hepatitis

Leber

Magen

Duodenum

Colon transversum

Colon ascendens

Dickdarm

Colon descendens

Dünndarm

Jejunum

Direkt ans Ziel

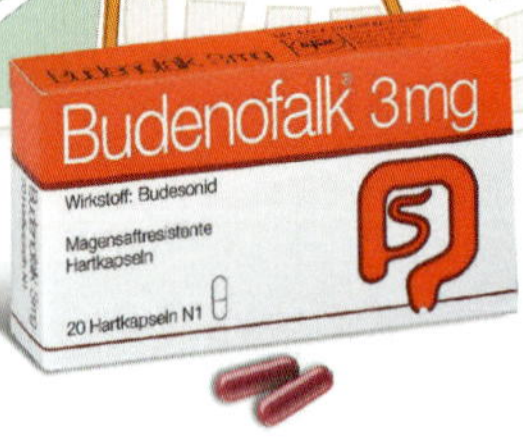

Budesonid Budenofalk® 3mg Kapseln

Hohe Steroid-Wirksamkeit mit weniger Nebenwirkungen*

*im Vergleich zu systemischen Steroiden (Manns et al., Gastroenterology. 2010;139:1198-206).

Budenofalk® 3mg Kapseln; Budenofalk® Uno 9mg Granulat; Budenofalk® Rektalschaum. Wirkstoff: Budesonid. **Zusammensetzung:** Eine magensaftresistente Hartkapsel Budenofalk® 3mg (= Hartkapsel mit magensaftresistenten Pellets) enthält: Arzneil. wirks. Bestandt.: 3 mg Budesonid. 1 Beutel Budenofalk® Uno 9mg Granulat enthält: Arzneil. wirks. Bestandt.: 9 mg Budesonid. Sonstige Bestandteile Kapseln und Beutel-Granulat: Povidon K25, Lactose-Monohydrat, Sucrose, Talkum, Maisstärke, Triethylcitrat, Methacrylsäure-Methylmethacrylat-Copolymer (1:1) (Ph.Eur.) (Eudragit L100), Methacrylsäure-Methylmethacrylat-Copolymer (1:2) (Ph.Eur.) (Eudragit S100), Ammoniummethacrylat-Copolymer (Typ A) (Eudragit RL), Ammoniummethacrylat-Copolymer (Typ B) (Eudragit RS). Zusätzl. Kps.: Titandioxid (E171), gereinigtes Wasser, Gelatine, Erythrosin (E127), Eisen(II,III)-oxide (E172), Eisen(III)-oxid (E172), Natriumdodecylsulfat. Zusätzl. Beutel-Granulat: Zitronen-Aroma. 1 Sprühstoß Budenofalk® Rektalschaum enthält: Arzneil. wirks. Bestandt.: 2 mg Budesonid. Sonstige Bestandteile: Cetylalkohol (Ph.Eur.), Cetylstearylalkohol (Ph.Eur.), Polysorbat 60, gereinigtes Wasser, Natriumedetat (Ph.Eur.), Macrogolstearylether (Ph.Eur.), Propylenglycol, Citronensäure-Monohydrat. Treibgase: Butan, 2-Methylpropan, Propan. **Anwendungsgebiete:** Budenofalk® 3mg Kps.: Akuter Morbus Crohn leichten bis mittelschweren Grades mit Beteiligung des Ileums (Krummdarms) und/oder des Colon ascendens (Teil des Dickdarms). Kollagene Colitis. Autoimmunhepatitis. Budenofalk® Uno 9mg Granulat: Akuter Schub der kollagenen Colitis. Budenofalk® Rektalschaum: Akutbehandlung der Colitis ulcerosa, die auf das Rektum und das Colon sigmoideum beschränkt ist. **Gegenanzeigen:** Überempfindlichkeit gegen Budesonid oder einen der sonstigen Bestandteile. Leberzirrhose. Schwangerschaft. Stillzeit. Kinder. Vorsicht bei: Sepsis, Tuberkulose, Bluthochdruck, Diabetes mellitus, Osteoporose, peptischem Ulcus (Magen- oder Zwölffingerdarmgeschwür), Glaukom, Katarakt oder bei familiär gehäuft aufgetretenem Diabetes oder Glaukom. Windpocken, Gürtelrose oder Masern. Lokale Infektionen des Darmes (Bakterien, Pilze, Amöben, Viren). Stark eingeschränkte Leberfunktion, Spätstadium einer primär biliären Zirrhose. Zusätzl. Kps. u. Granulat: Hereditäre Galactose-Intoleranz, Fructose-Intoleranz, Lactase-Mangel, Saccharase-Isomaltase-Mangel, Glucose-Galactose-Malabsorption. **Nebenwirkungen:** Cushing-Syndrom: Vollmondgesicht, Stammfettsucht, verminderte Glucosetoleranz, Diabetes mellitus, Hypertonie, Natriumretention mit Ödembildung, vermehrte Kaliumausscheidung, Inaktivität bzw. Atrophie der NNR, Striae rubrae, Steroidakne, Störung der Sexualhormonsekretion (z. B. Amenorrhoe, Hirsutismus, Impotenz), Wachstumsverzögerung bei Kindern. Glaukom, Katarakt, Magenbeschwerden, gastroduodenales Ulcus, Pankreatitis, Verstopfung. Erhöhung des Infektionsrisikos. Muskel- und Gelenkschmerzen, Muskelschwäche und -zuckungen, Osteoporose. Aseptische Knochennekrosen (Femur und Humeruskopf). Kopfschmerzen, Pseudotumor cerebri einschl. Papillenödem bei Jugendlichen. Depressionen, Gereiztheit, Euphorie, vielfältige psychiatrische Wirkungen oder solche, die das Verhalten beeinträchtigen. Allergisches Exanthem, Petechien, Ekchymosen, verzögerte Wundheilung, Kontaktdermatitis. Erhöhung des Thromboserisikos, Vaskulitis (Entzugssyndrom nach Langzeittherapie). Müdigkeit, Unwohlsein. Zusätzl. Rektalschaum: Harnwegsinfektionen, Anämie, Anstieg der BSG, Leukozytose, Appetitsteigerung, Schlaflosigkeit, Schwindel, Geruchstäuschung, Bluthochdruck, Übelkeit, Bauchschmerzen, Dyspepsie, Blähungen, Missempfindungen im Bauchbereich, Analfissur, aphthöse Stomatitis, häufiger Stuhldrang, Hämorrhoiden, Rektalblutung, Anstieg der Transaminasen (GOT, GPT), Anstieg der Cholestaseparameter (GGT, AP), Akne, vermehrtes Schwitzen, Anstieg der Amylase, Veränderung des Cortisols, Brennen im Enddarm und Schmerzempfindlichkeit, Asthenie, Zunahme des Körpergewichtes. Gelegentl. können NW auftreten, die typisch für syst. wirks. Glukokortikoide sind, wobei die Häufigkeit unter Budenofalk® niedriger ist. **Wechselwirkungen und Dosierung:** siehe Gebrauchsinformation. **Packungsgrößen:** Budenofalk® 3mg Hartkapseln: 20 (N1), 50 (N2), 100 (N3). Budenofalk® Uno 9mg Granulat: 20 Btl. (N1), 50 Btl. (N2). Budenofalk® Rektalschaum: 1 Sprühdose (N1), 2 Sprühdosen (N2). Verschreibungspflichtig. Stand: 6/2012

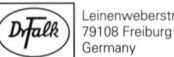

DR. FALK PHARMA GmbH
Leinenweberstr. 5
79108 Freiburg
Germany

www.drfalkpharma.de

Autoimmunhepatitis, Overlapsyndrome, primär sklerosierende Cholangitis und primär biliäre Zirrhose in der Praxis

UNI-MED Verlag AG
Bremen - London - Boston

Maier, Klaus-Peter.:
Autoimmunhepatitis, Overlapsyndrome, primär sklerosierende Cholangitis und primär biliäre Zirrhose in der Praxis/K.-P. Maier.-
1. Auflage - Bremen: UNI-MED, 2013
ISBN 978-3-8374-1426-4

© 2013   by UNI-MED Verlag AG, D-28323 Bremen,
International Medical Publishers (London, Boston)
Internet: www.uni-med.de, e-mail: info@uni-med.de

Printed in Europe

Das Werk ist urheberrechtlich geschützt. Alle dadurch begründeten Rechte, insbesondere des Nachdrucks, der Entnahme von Abbildungen, der Übersetzung sowie der Wiedergabe auf photomechanischem oder ähnlichem Weg bleiben, auch bei nur auszugsweiser Verwertung, vorbehalten.

Die Erkenntnisse der Medizin unterliegen einem ständigen Wandel durch Forschung und klinische Erfahrungen. Die Autoren dieses Werkes haben große Sorgfalt darauf verwendet, daß die gemachten Angaben dem derzeitigen Wissensstand entsprechen. Das entbindet den Benutzer aber nicht von der Verpflichtung, seine Diagnostik und Therapie in eigener Verantwortung zu bestimmen.

Geschützte Warennamen (Warenzeichen) werden nicht besonders kenntlich gemacht. Aus dem Fehlen eines solchen Hinweises kann also nicht geschlossen werden, daß es sich um einen freien Warennamen handele.

UNI-MED. Die beste Medizin.

In der Reihe UNI-MED SCIENCE werden aktuelle Forschungsergebnisse zur Diagnostik und Therapie wichtiger Erkrankungen "state of the art" dargestellt. Die Publikationen zeichnen sich durch höchste wissenschaftliche Kompetenz und anspruchsvolle Präsentation aus. Die Autoren sind Meinungsbildner auf ihren Fachgebieten.

Der Verlag dankt folgenden Mitgliedern unseres Ärztlichen Beirats für die Durchsicht des Buches: Dr. Thomas Baranek, Dr. Stefanie Bauer, Dr. Rüdiger Berndt, Dr. Mathias Friebe, Priv.-Doz. Dr. Hans Jürgen Heppner, Michael Karch und Dr. Daniel Wittschieber.

Vorwort und Danksagung

Das vorliegende Buch befasst sich mit der Klinik, Diagnostik und vor allem - wichtig für die tägliche Praxis – mit der Therapie autoimmuner Lebererkrankungen, welche "hepatitisartig" auftreten können, wie dies bei der Autoimmunhepatitis der Fall sein kann oder aber als cholestatische Lebererkrankungen imponieren, repräsentiert durch die primär-biliäre Zirrhose, die Autoimmuncholangitis und die primär-sklerosierende Cholangitis.

Daneben finden sich sogenannte Overlap-Symptome, also zwei verschiedene Krankheiten, die bei ein- und demselben Patienten beobachtet werden, wobei die Kombination von autoimmuner Hepatitis und primär-biliärer Zirrhose die häufigste Form eines derartigen Syndroms darstellt.

Vor diesem Hintergrund wird deutlich, dass sich autoimmune Lebererkrankungen klinisch vieldeutig manifestieren können. Beispielhaft sei genannt, dass ein Patient mit Autoimmunhepatitis an einer schweren, ja fulminant verlaufenden Hepatitis erkranken kann, wie auf der anderen Seite des Spektrums aber auch eine schleichende, klinisch weitgehend asymptomatische Lebererkrankung über Wochen und Monate bestehen kann.

Ziel dieses Buches ist es, dem in der Praxis tätigen Arzt darüber zu informieren, in welcher Art und Weise – und manchmal mit nur wenigen, allerdings sehr ausgewählten Testverfahren – eine diagnostische Näherung, oftmals sogar bereits eine komplette Diagnose gestellt werden kann, auf welcher aufbauend dann therapeutische Maßnahmen, bis hin zur Lebertransplantation Platz greifen. Demzufolge wird die Pathogenese der einzelnen Erkrankungen nur gestreift, der Therapie und der Therapiekontrolle dagegen breiten Raum verschafft.

Jedes Kapitel mündet in einer Zusammenfassung ("Fazit für die Praxis"), in welcher stichwortartig die wichtigsten Fakten nochmals dargestellt werden – als komprimierte Information für den eiligen Leser.

Im Anschluss an jedes Kapitel ist eine Auswahl der wichtigsten aktuellen Literatur aufgeführt, so dass sich der interessierte Leser bei spezifischen Fragestellungen direkt mit den entsprechenden Originalarbeiten vertraut machen kann.

Meiner langjährigen Mitarbeiterin, Frau A. Schmidt, danke ich herzlich für die engagierte Mithilfe der Erstellung des Manuskripts.

Meinem Sohn, Dr. med. Claus-Philipp Maier, Medizinische Universitätsklinik Ulm, danke ich für zahlreiche praktische Anmerkungen und vertiefende Ergänzungsvorschläge.

Allen Lesern bin ich für ihre konstruktive Kritik dankbar.

Stuttgart, im Sommer 2013   *Prof. Dr. med. Dr. h.c. Klaus-Peter Maier*

Autor

Prof. Dr. med. Dr. h.c. Klaus-Peter Maier
Medizinische Klinik Zentrum Hepatologie
Diakonie-Klinikum Stuttgart
Rosenbergstraße 38
70176 Stuttgart

Inhaltsverzeichnis

1.	**Autoimmunhepatitis (AIH)**	**12**
1.1.	Einleitung	12
1.2.	Epidemiologie	12
1.3.	Klinik	12
1.4.	Diagnose und Differentialdiagnose	12
1.5.	Histologie	14
1.6.	Bildgebung	14
1.7.	Therapie - Therapiekontrolle	14
1.8.	Verlauf - Verlaufsvarianten	17
1.9.	Alternative Therapien	20
1.10.	Lebertransplantation	22
1.11.	Komorbiditäten	22
1.12.	Autoimmunhepatitis und Schwangerschaft	23
1.13.	Prognose	23
1.14.	*Fazit für die Praxis*	24
1.15.	Autoantikörper-negative Autoimmunhepatitis	24
1.16.	*Fazit für die Praxis*	26

2.	**Overlapsyndrome**	**30**
2.1.	AIH-/PBC-Overlapsyndrom und Autoimmuncholangitis	30
2.2.	AIH-/PSC-Overlapsyndrom	31
2.3.	*Fazit für die Praxis*	31

3.	**Primär sklerosierende Cholangitis (PSC)**	**34**
3.1.	Einleitung	34
3.2.	Epidemiologie	34
3.3.	Klinik und Diagnose	34
3.4.	Differentialdiagnose	35
3.5.	Therapie	36
3.6.	Komorbiditäten	38
3.6.1.	PSC und cholangiozelluläres Karzinom (CCC)	40
3.7.	IgG4-assoziierte PSC (IAC)	40
3.8.	Prognose	42
3.9.	*Fazit für die Praxis*	43

4.	**Primär biliäre Zirrhose (PBC)**	**48**
4.1.	Definition	48
4.2.	Ätiologie und Epidemiologie	48
4.3.	Klinik und Diagnose	48

4.4.	Therapie	49
4.4.1.	Medikamentöse Therapie	49
4.4.2.	Alternative Therapien	50
4.4.3.	Zusatztherapie	51
4.4.4.	Chirurgische Therapie	52
4.5.	Verlauf und Prognose	53
4.6.	*Fazit für die Praxis*	53

5. PBC-Kontaktstellen der Deutschen Leberhilfe e.V. — 56

Index — 59

Autoimmun-
hepatitis (AIH)

1. Autoimmunhepatitis (AIH)

1.1. Einleitung

> Bei der AIH handelt es sich um eine chronische Leberentzündung unbekannter Ätiologie, oft verbunden mit einer Hypergammaglobulinämie und dem Auftreten von Autoantikörpern im Serum.

Die Erkrankung verläuft manchmal heimtückisch mit ganz unspezifischen Symptomen, vor allem Müdigkeit oder einer Sicca-Symptomatik. Bei einem Teil der Patienten verläuft sie jedoch schwer mit dem Bild einer akuten, ja fulminanten Hepatitis. Aus unbekannten Gründen sind Frauen, im Vergleich zu Männern, fast 4x häufiger von der Erkrankung betroffen. Eine AIH kann in jedem Alter auftreten, vorzugsweise jedoch im mittleren Lebensalter.

Wichtig und diagnostisch gelegentlich richtungsweisend ist das fakultative Vorliegen einer Reihe extrahepatischer, autoimmuner Erkrankungen, insbesondere Schilddrüsenerkrankungen, Autoimmunpankreatitis, Polymyalgia rheumatica, Sjögren-Syndrom oder aber kutane Veränderungen, wie z.B. eine Vitiligo.

1.2. Epidemiologie

Die Erkrankung kommt weltweit vor. Man rechnet mit einer jährlichen Neuerkrankungsrate in Zentraleuropa in einer Größenordnung von etwa 1 (-2) pro 100.000 Einwohner und mit einer Prävalenz von 11-17 Fällen pro 100.000 Einwohner.

1.3. Klinik

Die Klinik der AIH ist vielgestaltig. Dies gilt für die meisten Patienten: Müdigkeit, Abgeschlagenheit, zum Teil dominieren Symptome einer extrahepatischen AIH-Manifestation, also Beschwerden i. S. von Polyarthralgien, Hautveränderungen (Vitiligo), Myalgien, manchmal ganz und gar uncharakteristische Symptome wie Kräfteverlust, Leistungsknick etc. machen die Diagnose initial nicht immer einfach. Frauen klagen oft über Amenorrhoe. Auch über Oberbauchbeschwerden, diffus und bei der klinischen Untersuchung anatomisch nicht zu lokalisieren, wird berichtet.

Bei etwa der Hälfte der Patienten verläuft die Erkrankung akut, gelegentlich wie bei einer fulminanten Hepatitis.

Etwa bei 1/3 der Patienten mit akutem Krankheitsbeginn sind die Symptome gut zu fassen. Sie entsprechen denen einer akuten (oftmals viralen) Hepatitis: Übelkeit, Oberbauchbeschwerden, vereinzelt geringes Fieber, oftmals Ikterus.

Bei der klinischen Untersuchung findet man eine Hepatosplenomegalie, bei aktiver Grunderkrankung auch Spider naevi sowie weitere Leberhautzeichen, insbesondere auch ein Palmarerythem, zuweilen bereits Weißnägel, eine Lackzunge und Hautveränderungen – also Zeichen einer bereits fortgeschrittenen chronischen Lebererkrankung mit Übergang in eine Zirrhose.

1.4. Diagnose und Differentialdiagnose

Die Diagnose einer AIH zu stellen, bedeutet vor allem den Nachweis typischer Laborergebnisse zu erbringen und auch, besonders wichtig unter therapeutischem Aspekt, den differentialdiagnostischen Ausschluss einer Virushepatitis, einer genetischen Erkrankung (M. Wilson, Hämochromatose, Alpha-1-Antitrypsinmangel) und einer alkoholischen oder medikamentös bedingten Hepatopathie (s.u.).

■ Welche Laboruntersuchungen kann man für die Praxis empfehlen?

Serumelektrophorese und Autoantikörperbestimmung sind die zentralen, am einfachsten durchzuführenden laborchemischen Verfahren bei Verdacht auf AIH, ergänzt durch die Bestimmung von GPT, alk. Phosphatase, IgG, Bilirubin und Albumin, Quick (INR) und γ-GT. Hinzu kommen noch die speziellen Autoantikörper (ANA, SMA, SLA/LP, LKM1). Diese sind für eine AIH zwar typisch, nur die SLA/LP-Antikörper sind jedoch spezifisch, was bedeutet, dass SLA-Positivität identisch ist mit der Diagnosestellung.

▶ Man findet einen **erhöhten ANA-Titer** auch bei vielen anderen Erkrankungen, wie z.B. bei einer PBC (primär biliären Zirrhose), PSC (primär sklerosierenden Cholangitis) und toxischen

1.4. Diagnose und Differentialdiagnose

Hepatitiden, niedrig titrig auch bei Gesunden. Erst dann, wenn ein Titer über 1:160 nachgewiesen wird, kann dies als wichtiger Hinweis auf eine mögliche AIH gedeutet werden. Das Fluoreszenzmuster ist typischerweise homogen oder gesprenkelt.

▶ **Autoantikörper gegen glatte Muskulatur (SMA):** Zusammen mit Antikörpern gegen Zellkerne findet man bei etwa der Hälfte der Patienten diesen AK, der etwa bei 1/3 isoliert vorkommen kann. Der Antikörper ist ebenfalls nicht spezifisch für eine AIH. Die AIH Typ 1, die häufigste Erkrankungsform, weist Antikörper gegen Zellkerne (ANA) und gegen glatte Muskulatur auf.

▶ **Antikörper gegen Leber- und Nierenmikrosomen (LKM-1)** findet man bei Patienten (häufig Kindern) mit einer ANA- und SMA-negativen AIH. LKM-1-Antikörper kommen nicht nur bei der AIH vor, sondern auch bei anderen Erkrankungen, wobei das Ziel-Antigen Homologien mit dem Hepatitis-C-Virus, aber auch dem Herpes-simplex-Virus (Typ 1) und dem Zytomegalievirus (CMV) aufweist. Die AIH Typ 2 weist serologisch LKM-Antikörper auf.

▶ **Autoantikörper gegen lösliches Leberantigen (SLA/LP):** Diesen Antikörper findet man bei Patienten, die für ANA, SMA oder LKM 1 negativ sind. Anti-SLA gilt als sehr spezifisch für die Diagnose einer AIH, manchmal sogar als Indikator für eine besonders schwer verlaufende Erkrankung.

■ Zusammenfassung

Es ist ratsam, als Immunmarker bei Verdacht auf AIH ANA, SMA, Anti-LKM-1 zu bestimmen und, falls negativ, weitere serologische Marker, z.B. Anti-SLA und atypische p-ANCA. Niedrig-titrig findet man bei einem Patienten mit AIH manchmal antimitochondriale Antikörper (AMA), wobei bei höher titrigem AMA-Nachweis, insbesondere dann, wenn im Immunassay Antikörper gegen M2-Antigen vorliegen, an ein Overlapsyndrom (AIH/PBC) gedacht werden muss.

Zur weiteren diagnostischen Eingrenzung bei Verdacht auf eine AIH sind – bedeutsam vor allem für wissenschaftliche Untersuchungen und kontrollierte Therapiestudien – Scoringsysteme eingeführt worden, wobei erfreulicherweise seit einigen Jahren ein auch klinisch gut verwendbares, deutlich vereinfachtes System etabliert werden konnte, welches lediglich 4 Messwerte umfasst (☞ Tab. 1.1).

Diagnose der Autoimmunhepatitis (vereinfachte Version)	
Autoantikörper	
ANA-Titer oder SMA-Titer ≥ 1:40	1
ANA- oder SMA-Antikörpertiter ≥ 1:80 oder LMK-1 AK (≥ 1:40) oder SLA-AK positiv	2
IgG-Konzentration	
oberhalb des Normwertes	1
≥ 1,1fach höher als der obere Normwert	2
Leberhistologie	
passend zu einer AIH	1
typisch für eine AIH	2
Kein Nachweis einer Virushepatitis	2
Eine Summe von 6 Punkten zeigt eine wahrscheinliche, die Summe von 7 oder mehr Punkten eine sichere Autoimmunhepatitis an	

Tab. 1.1: Scoring System (vereinfacht) zur Diagnose der Autoimmunhepatitis. Modifiziert nach E. Hennes et al., Hepatology 2008; 48:169-76. Anmerkung: Addition der Punkte für alle Auto-AK= 2 Punkte maximal.

Bei einem *Cut-off*-Wert von ≥ 6 Punkten erreicht man eine Sensitivität von 88 % und eine Spezifität von 97 %. Wird der *Cut-off*-Wert angehoben (≥ 7 Punkte), erhöht sich die Spezifität auf 99 % (Sensitivität 81 %).

Somit gilt für die Praxis: Eine AIH-Diagnose ist wahrscheinlich bei 6 Punkten, sicher bei 7.

Im Rahmen der *differentialdiagnostischen* Eingrenzung ist es vor Start der Therapie wichtig, hereditäre, toxische und virale Erkrankungen sicher auszuschließen:

▶ Ausschluss hereditäre Hämochromatose (HH): Transferrinsättigung, Ferritin (HFE-Gen).

▶ Morbus Wilson, Antitrypsinmangel: alpha-1-Antitrypsin quantitativ, Coeruloplasmin, Kupferkonzentration im 24-Std.-Urin, Spaltlampenuntersuchung (KFR-Ring?)

▶ Virushepatitis: Anti-HCV, HBsAg, HBV-DNA, HCV-RNA, HAV-IgM, HEV-RNA, Zytomegalie, EBV, Herpes (Parvovirus B19).

1.5. Histologie

Die Diagnose wird durch eine Leberbiopsie gesichert. Diese ist vor allem bei der sero-negativen Autoimmunhepatitis essentiell.

Es gibt histologisch keine pathognomonischen, jedoch typische Befunde, die an eine AIH denken lassen: Die Portalfelder sind mit Rundzellen infiltriert (T-Lymphozyten und Plasmazellen). Eine periportale oder eine Grenzzonenhepatitis ("Interface-Hepatitis") wird beobachtet, oftmals bereits eine Fibrose. Manchmal beschreibt der Pathologe sogenannte Brückennekrosen, also Verbindungen zu den Nekrosen der benachbarten Periportalfelder. Zentrolobuläre Nekrosen charakterisieren die schweren Verlaufsformen.

Wichtig ist, dass der Pathologe keine Granulome und keine Gallengangsläsionen und auch keine Kupferablagerung (wie dies bei cholestatischen Lebererkrankungen vorkommt) beschreibt. Findet der Pathologe eine Ductopenie oder destruierte Gallengänge, muss dies als Hinweis auf ein mögliches Overlapsyndrom gewertet werden.

Wichtig ist die Leberhistologie auch, um Zweiterkrankungen, die das Bild einer AIH imitieren können, differentialdiagnostisch auszuschließen, wie z.B. ein früher M. Wilson, eine NASH oder eine exogen-toxische, z.B. durch Medikamente hervorgerufene Leberschädigung.

1.6. Bildgebung

Als Regel kann heutzutage gelten, dass jeder Patient mit einer ätiologisch zunächst unklaren Hepatopathie sonographiert wird. Eine spezifische Diagnose kann jedoch damit nicht gestellt werden, da akute und chronische Hepatopathien jedweder Ätiologie identische sonomorphologische Befunde, je nach Krankheitsstadium, aufweisen. Hingegen ist die Minilaparoskopie, leider heute im Zeitalter von CT und NMR (*Nuclear Magnetic Resonance*) ein eher hintangestelltes Verfahren, nahezu ideal zur Diagnosesicherung, verbindet sie doch die direkte Aufsicht auf die Leber mit der Möglichkeit einer gezielten Punktion.

Manche Hepatologen empfehlen zum Ausschluss einer PSC nach 3-monatiger Steroidtherapie einer vermuteten AIH (vor allem bei therapierefraktärem Verlauf) die Durchführung einer Gallengangsdarstellung. Wir führen eine MRCP (Magnetresonanz-Cholangiopankreatikographie) bereits initial dann aus, wenn die Laborchemie bei Verdacht auf AIH eine beträchtliche Erhöhung der Aktivität der alkalischen Phosphatase aufweist. Bei einem typischen Cholestasemuster (Aktivität der alkalischen Phosphatase über das 3- bis 4fache der Norm und simultaner Erhöhung der γ-GT-Aktivität), scheint uns bereits primär die Diagnose einer AIH unwahrscheinlich, was diagnostisch den aktiven Ausschluss cholestatisch verlaufender chronischer Hepatopathien bzw. ein Overlapsyndrom nach sich zieht. Dass in diesem Zusammenhang die Ergebnisse der Biopsie besondere Bedeutung gewinnen, sei hier nochmals betont.

1.7. Therapie - Therapiekontrolle

■ Hintergrund

Symptomatische Patienten mit aktiver AIH weisen, falls nicht behandelt, eine hohe Mortalität in einer Größenordnung von ca. 50 % nach 5 Jahren auf. Demgegenüber ist der natürliche Verlauf einer unbehandelten, jedoch asymptomatischen AIH weitgehend unbekannt. Bekannt hingegen ist, dass der feingewebliche Befund von Brückennekrosen einen erheblichen Risikofaktor darstellt. Vor diesem Hintergrund wird deutlich, dass sich die Therapieindikation aus mehreren Bausteinen zusammensetzt:

▶ Symptomatologie
▶ laborchemische Krankheitsaktivität (Gammaglobulinkonzentration, Transaminasenaktivität)
▶ histologischer Befund

Ziel der Behandlung ist die Induktion und Aufrechterhaltung einer Remission, um die Progression einer chronischen Hepatitis zur Leberzirrhose und zum HCC zu verhüten.

■ Wann muss eine Therapie beginnen?

Patienten mit einer GPT-Aktivität über dem 10fachen der Norm (oder mehr als dem 5fachen der Norm, bei gleichzeitig um mehr als das Doppelte erhöhter Gammaglobulinkonzentration), müssen sofort behandelt werden. Dasselbe gilt für alle symptomatischen Patienten und solche mit Brückennekrosen in der Histologie. Auch wenn bereits eine Leberzirrhose (sogenannte "aktive" Leberzirrhose) feingeweblich vorliegt, ist die Einleitung einer immunsuppressiven Therapie angezeigt, und zwar unabhängig von der Klinik und der Laborchemie.

■ Wann kann (muss aber nicht zwingend) therapiert werden *(relative Indikation)*?

Wie bereits erwähnt, ist der Verlauf der Erkrankung bei Patienten, die lediglich milde (oder gar keine) Symptome aufweisen, kaum laborchemische Veränderungen zeigen und feingeweblich keine Entzündungsaktivität haben, nicht ausreichend bekannt. Bedenkt man die Nebenwirkungen einer Steroidlangzeittherapie (die nahezu jeder 7. Patient entwickelt), so ist oftmals therapeutische Zurückhaltung ratsam. Leider gibt es jedoch bislang keine Marker, welche innerhalb dieser Patientengruppe diejenigen Personen identifizieren könnten, die ohne jede Therapie eine gute Prognose aufweisen.

Vor diesem Hintergrund wird deutlich, dass bei Erwachsenen ohne Symptome und mit nur geringen laborchemischen und feingeweblichen Veränderungen die Therapieindikation im Einzelfall entschieden werden muss. Oftmals wird man in diesen Fällen erst aufgrund der Ergebnisse der nachfolgenden Untersuchungen zu einer Entscheidung kommen können. Vor allem bei jungen Patienten raten wir in dieser Situation zu einer Leberbiopsie und Therapie, wenn sich feingeweblich die entsprechenden histologischen Befunde einer AIH zeigen.

■ Wann soll nicht behandelt werden *(keine Behandlungsindikation)*?

Steroide sind nur bei Patienten mit aktiver Erkrankung wirksam, nicht bei inaktiver Lebererkrankung, insbesondere auch nicht bei einer "ausgebrannten" (stummen) Leberzirrhose.

Unabhängig von der Lebererkrankung muss der Arzt natürlich das Problem der Medikamentennebenwirkungen vor allem dann bedenken, wenn bereits ein Diabetes, eine Osteoporose, Psychose o.ä. vorhanden sind. Im Falle einer Kombinationstherapie mit Azathioprin müssen auch spezifische Nebenwirkungen dieses Medikaments bedacht werden, insbesondere dann, wenn bereits eine Leukopenie oder schwere Thrombopenie oder aber eine Enzymopenie (Thiopurin-Methyltransferase) vorliegen.

■ Wie soll therapiert werden – mit welchen Nebenwirkungen ist zu rechnen?

> Ziel der Therapie mit Immunsuppressiva beim Erwachsenen ist die vollständige (oder weitgehende) Verbesserung der Klinik, der Laborchemie und Histologie.

Tab. 1.2 zeigt die beiden etablierten Behandlungsverfahren, die in ihrer Effektivität identisch sind. Der Patient wird so lange mit der initialen Glucodorticoiddosis therapiert, bis die Transaminasen abfallen.

Therapie der AIH		
Phase der Therapie	*Monotherapie* Dosierung von Prednisolon	*Kombinationstherapie* Dosierung von Prednisolon (P) und Azathioprin (A)
Induktionstherapie	• 60 mg/Tag für eine Woche bzw. bis zum Sinken der Transaminasen • 40 mg/Tag für eine Woche • 30 mg/Tag für zwei Wochen	• 30 mg/Tag (P) + 1-2 mg/kgKG (A) für eine Woche bzw. bis zum Sinken der Transaminasen • 15 mg/Tag (P) + 1-2 mg/kgKG (A) für zwei Wochen
Erhaltungstherapie	• 20 mg/Tag oder niedriger (meist 5 bis 15 mg/Tag)	• 10 mg/Tag (P) + 50-100 mg (A) alternativ: • 2 mg/kgKG (A) als Azathioprin-Monotherapie
Behandlung eines Rezidivs	wie Initaltherapie	wie Initaltherapie

Tab. 1.2: Mono- und Kombinationstherapie der Autoimmunhepatitis. Modifiziert nach E. G. Rambusch et al. Internist 1997; 38:574-581.

In der Praxis ist es angezeigt, zunächst mit einer Monotherapie mit Prednison/Prednisolon zu starten, dann unter wöchentlicher Kontrolle der Transaminasen, des Bilirubins und der Gammaglobulinkonzentration die Dosis zu reduzieren und Azathioprin zur Reduktion der Steroiddosis hinzuzufügen. Manchmal ist man gezwungen, aufgrund der nicht weiter abfallenden Transaminasen und/oder der Immunglobulinkonzentration, die Steroiddosis wieder eine Spur zu erhöhen, sie dann langsam und vorsichtig erneut zu reduzieren, um schließlich den Patienten auf die niedrigste Dosis, welche die Symptome und die Laborwerte zu kontrollieren in der Lage ist, einzustellen.

In den ersten Monaten kombinieren wir in der Regel Cortison mit Azathioprin, bis sich eine laborchemische Remission (die man auch als wichtiges diagnostisches Kriterium betrachten muss!) eingestellt hat, um dann unter langsamer Reduktion der Steroidkomponente mit Azathioprin alleine in einer Dosis von 2 mg/kgKG die Remission aufrecht zu erhalten.

Eine Monotherapie mit Glucocorticoiden führen wir vor allem bei jungen Frauen mit Kinderwunsch, Patienten mit einer bereits vorhandenen Zytopenie, einem Tumorleiden oder bei einem Enzymdefekt (Thiopurin-Methyltransferasedefizienz) durch.

■ Welche Nebenwirkungen müssen beachtet werden (vgl. auch Kap.1.8.)?

Mondgesicht, Beinödeme, Akne, Osteoporose, Störungen des Glukosestoffwechsels, Kataraktentwicklung, Glaukomgefahr, Hypertonie etc. sind einige der bekannten Glucocorticoid-Nebenwirkungen. Insbesondere das Frakturrisiko ist bei postmenopausalen Frauen bedeutsam, so dass eine medikamentöse Osteoporoseprophylaxe sinnvoll erscheint.

Wichtig ist, dass die Patienten mindestens jährlich ophthalmologisch untersucht werden, um ein Glaukom bzw. eine Kataraktentwicklung rechtzeitig erkennen zu können.

Die Azathioprin-Langzeitmedikation ist ebenfalls nicht ohne Nebenwirkungen. Cholestatische Hepatitiden, Pankreatitiden, Übelkeit, Erbrechen, Hautausschläge, Knochenmarkssuppression und schließlich können, glücklicherweise selten, Malignome vorkommen (ca. 3 % nach 10 Jahren). Einige Patienten entwickeln diese Nebenwirkungen rasch, insbesondere Oberbauchbeschwerden (Medikamenten-induzierte Pankreatitis), Fieber und Hautausschläge.

Statistisch ist mit einer Azathioprin-induzierten Zytopenie in nahezu der Hälfte der Fälle zu rechnen, schwere hämatologische Veränderungen, welche die Beendigung der Behandlung erfordern, sind jedoch selten und werden nur bei ca. jedem 15. Patienten beobachtet.

Bereits an dieser Stelle ist wichtig darauf hinzuweisen, dass Patienten mit AIH unter einer Langzeit-Immunsuppression vermehrt infektionsgefährdet sind. Eine Impfprophylaxe gegen Hepatitis-A-Virus und Hepatitis-B-Virus ist daher sinnvoll. Verständlicherweise ist jedoch die Impfantwort im Stadium einer bereits eingeleiteten immunsuppressiven Therapie deutlich reduziert, so dass es sinnvoll erscheint, die Aktivimpfung bereits im prätherapeutischen Stadium zu realisieren.

Bedenkt man die Nebenwirkungshäufigkeit und die lange Zeitdauer einer einmal eingeleiteten Therapie, so ist es sinnvoll, im Stadium der Erhaltungstherapie (ca. ab Woche 6) die Glucocorticoiddosis entsprechend zu "titrieren".

Wir raten allen Patienten unter einer Azathioprin-Langzeittherapie zu jährlichen dermatologischen Kontrollen.

■ Wie und wie oft sollen Patienten initial kontrolliert werden?

Man kann davon ausgehen, dass bei den allermeisten Erwachsenen unter einer immunsuppressiven Therapie bereits innerhalb der ersten 2 Wochen ein Abfall der pathologisch erhöhten Laborparameter, einschließlich der Immunglobuline, erzielt wird.

Es ist ratsam, zumindest im ersten Monat wöchentlich die Transaminasen, Bilirubin, Immunglobuline und das Blutbild sowie die Glukosekonzentration und Serumelektrolyte zu kontrollieren. Danach, Remissionsinduktion vorausgesetzt, sind monatliche Kontrollen ausreichend.

Wir raten auch, aufgrund der (bei langzeitiger Therapie) beträchtlichen Steroidnebenwirkungen auf das Skelettsystem, eine Knochendichtemessung bei Therapiebeginn und, wie bereits betont, eine Ausgangsevaluation beim Ophthalmologen durchzuführen.

1.8. Verlauf - Verlaufsvarianten

■ **Hintergrundinformationen**

Wie die langfristigen Verläufe bei Patienten mit Autoimmunhepatitis unter einer kontinuierlichen Immunsuppression sind, war bisher nicht gut beschrieben.

Erstmalig wird jetzt eine Langzeitstudie vorgelegt, welche Folgendes zeigt:

▶ 142 (von 203) Patienten mit AIH hatten einen akuten Beginn, davon die Hälfte mit schweren Krankheitssymptomen (Bilirubin > 5,0 mg/dl und/oder Quick < 40 %).

▶ 61 (von 203) Patienten wiesen einen chronischen Verlauf mit schleichendem Beginn (davon etwa die Hälfte mit unspezifischen Symptomen wie Müdigkeit, Abgeschlagenheit, Arthralgien etc.) der Lebererkrankung auf.

■ **Wie verlief die Erkrankung in diesem Kollektiv unter einer Immunsuppression?**

▶ 200 (von 203) Patienten kamen durch eine alleinige Prednisolontherapie innerhalb von 3 Monaten in eine Remission, die restlichen 3 Patienten (nach Zugabe von Azathioprin) innerhalb von 6 Monaten.

▶ 84 Patienten erlitten einen Rückfall nach Reduktion der Dosis bzw. nach einer Therapiepause.

▶ 27 Patienten wiesen mehrere Rezidive auf.

Interessant ist, dass die Rezidivfrequenz unabhängig davon war, ob sich die AIH initial als akute oder chronische Erkrankung präsentierte.

Allerdings: die Prognose derjenigen Personen, die zwei oder mehr Rezidive aufwiesen, war im Vergleich zur Gruppe, die in einer Remission blieben, deutlich schlechter. Es zeigte sich, dass vor allem repetitive Rezidive einen beträchtlichen Risikofaktor hinsichtlich einer deutlich reduzierten Lebenserwartung (Tod aus hepatischer Ursache) darstellen.

Insgesamt jedoch ist dank der modernen Immunsuppression auch in der japanischen Population die Über-Alles-Überlebensrate bei Patienten mit AIH gut und ähnelt derjenigen der Allgemeinbevölkerung. Voraussetzung dafür ist, dass die Immunsuppression langfristig angelegt wird (oft lebenslang!). Deutsche Daten zeigen, dass ohne weitere immunsuppressive Therapie nur wenige Patienten in einer Remission bleiben (6,8 %!). Diese Daten stimmen gut mit den fernöstlichen überein, wo nur bei 6,5 % aller Patienten die Prednisolon-Therapie nach einer durchschnittlichen Behandlungsdauer von etwas mehr als 3 Jahren beendet werden konnte.

■ **Wie ist der Verlauf dann zu beurteilen, wenn bereits bei der Erstdiagnose eine Leberzirrhose vorliegt und wie sind langfristig die Nebenwirkungen der Therapie einzuordnen?**

Wie auch bei Lebererkrankungen anderer Ätiologie, besteht im Stadium einer Leberzirrhose langfristig die Gefahr der Entwicklung für ein HCC. Allgemein gilt, dass das HCC-Risiko bei Patienten mit Leberzirrhose auf dem Boden einer AIH zwischen 1,1 – 1,9 % pro Jahr schwankt. Patienten mit häufigen Rezidiven scheinen besonders gefährdet zu sein. Dasselbe gilt für Patienten, die bereits eine Leberzirrhose aufweisen: Abb. 1.1 zeigt, dass sich bereits nach 5 Jahren die Überlebensraten von Patienten mit AIH im Stadium einer Leberzirrhose und solchen ohne Leberzirrhose stark unterscheiden.

■ **Wie häufig traten Medikamentennebenwirkungen im Verlauf auf?**

Nebenwirkungen der Langzeitimmunsuppression betrafen die Steroid-induzierte Osteoporose (12,5 %), Diabetes mellitus (10,3 %), Fettleber (9,4 %), Katarakt (2,5 %), um nur die häufigsten Nebenwirkungen zu nennen. Allgemein jedoch muss gelten, dass der Schweregrad der beobachteten Nebenwirkungen gering bis mäßig und durch die entsprechende Zusatzmedikation gut beeinflussbar war.

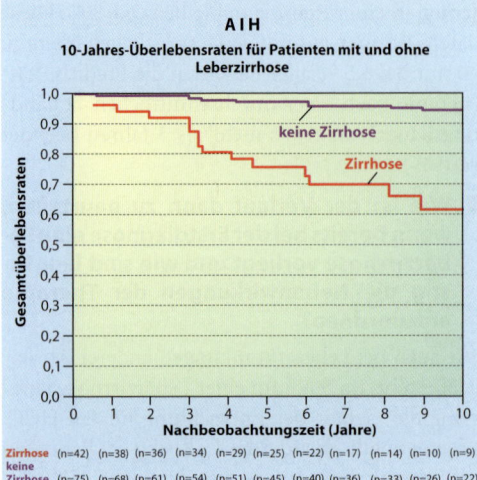

Abb. 1.1: Überlebensraten von Patienten mit Autoimmunhepatitis. Modifiziert nach Feld J.-J. et al., Hepatology 2005;42:53-62.

Nicht zuletzt unter dem Aspekt der Langzeitenbenwirkungen ist auch in Japan die Frage der Unterbrechung/Beendigung der immunsuppressiven Behandlung immer wieder diskutiert worden. Die allermeisten Patienten in dieser Studiengruppe wurden jedoch kontinuierlich mit Prednisolon behandelt und zwar auch dann, wenn eine Remission erreicht worden war. Zusätzlich wurden Bisphosphonate, Vitamin D und/oder Vitamin K verabreicht.

Deutlich wird aus dieser umfangreichen Untersuchung auch, dass nach wie vor verlässliche Marker fehlen, welche dem Arzt gestatten, mit Sicherheit einen Endpunkt der Therapie zu definieren. Man weiß, dass eine Behandlung bis zur Normalisierung der Lebertests (GPT, Bilirubin, Gammaglobulinkonzentration) und der Normalisierung der Histologie (= "komplette Remission") die Frequenz eines Rezidives von 86 % auf 60 % reduzieren kann (in einigen Untersuchungen sogar bis auf 20 %), es ist aber auch bekannt, dass dieser ideale Endpunkt bei nur etwa 40 % aller Patienten erreicht wird und diese, trotz der Zeichen einer kompletten Remission, dennoch nicht absolut vor einem Rezidiv geschützt sind.

Somit muss der Arzt den mutmaßlichen Endpunkt einer Therapie (wenn überhaupt!) individuell ermitteln. Als Hilfestellung kann dienen: je schneller die Erkrankung durch die Immunsuppression anspricht, je schneller also "der Feind besiegt wird", umso besser. Ein Ansprechen spätestens innerhalb von 12 Monaten nach Start der Therapie ist, im Vergleich zu Personen, die zu diesem Zeitpunkt noch Krankheitsaktivität aufweisen, mit einer signifikant niedrigeren Krankheitsprogression hin zur Leberzirrhose (18 vs. 54 %) verbunden. Patienten, die unvollständig auf die *lege artis* durchgeführte Immunsuppression antworten und erst nach 2 Jahren eine Besserung der Klinik und Laborchemie zeigen, benötigen in der Regel eine langzeitige Erhaltungstherapie, entweder kombiniert oder als Monotherapie mit Azathioprin oder, falls noch keine Leberzirrhose vorliegt, idealerweise mit Budesonid.

■ Welche Krankheitsverläufe sind zu beachten?

Generell muss man beim einzelnen Patienten folgende Verläufe differenzieren:

▶ Initiierung einer Remission
▶ Inkomplettes Therapieansprechen
▶ Krankheitsprogression trotz Therapie bei einem Patienten mit guter Compliance
▶ Therapieunverträglichkeit (Nebenwirkungen)
▶ Initiales Therapieansprechen, dann Rezidiv

Wie bereits betont, sprechen fast 90 % der Patienten bereits innerhalb von 2 Wochen klinisch und laborchemisch an, keineswegs jedoch histologisch. Vielmehr beobachtet man eine komplette, d.h. auch feingewebliche Remission frühestens nach 1 Jahr, meistens jedoch erst später.

Es kann nicht damit gerechnet werden, dass nach 2-jähriger Therapie und noch nicht erfolgter Remission eine weitere Verbesserung erreicht werden kann.

■ Remission

Symptomfreiheit, Normalisierung der Transaminasen, des Bilirubins und der Gammaglobulinkonzentration und wesentliche Verbesserung der Leberhistologie (normales Gewebe oder milde portale Hepatitis und minimale residuale Entzündungsaktivität) charakterisieren eine Remission.

Nach 1-jähriger Therapie erreichen mehr als 75 % der Patienten mit AIH (ohne Leberzirrhose!) eine biochemische Remission.

Wie wichtig eine Leberhistologie zur Abschätzung des Risikos eines Rezidives ist, ergibt sich aus der Tatsache, dass bei mehr als der Hälfte der Patienten trotz normaler Transaminasen eine Interface-Hepatitis vorliegen kann und dass trotz normaler Laborchemie (einschließlich Gammaglobulinen) in solchen Fällen nach Therapieende ein Rezidiv droht.

Wir raten den Patienten nach etwa 2-jähriger Therapie bei konstant normalen Laborwerten, vor einem möglichen Behandlungsende, zu einer Leberbiopsie.

Wichtig ist, darauf hinzuweisen, dass die feingewebliche Verbesserung der laborchemischen nachhinkt. Dies bedeutet, dass dann, wenn die initiale immunsuppressive Therapie zu einer Normalisierung der Gammaglobuline, der Serumtransaminasen und der IgG-Konzentration geführt hat, diese Behandlung 3-8 Monate weiter fortgeführt werden sollte, ehe die Leberhistologie zum Beweis einer kompletten (d.h. auch feingeweblichen) Remission erfolgt. Leider erreicht man das ideale Therapieziel, nämlich ein komplett normales Lebergewebe, nur bei einem geringen Teil aller Patienten. Meist wird zum Zeitpunkt der Therapiebeendigung eine minimale portale Hepatitis, eine inaktive Leberzirrhose oder eine noch minimal aktive Zirrhose beobachtet.

Wenn die Kriterien einer kompletten Remission erreicht sind, kann die Glucocorticoid-Medikation, ausschleichend über ca. 6 Wochen und unter Kontrolle der Laborwerte (initial 3-wöchentlich über das nächste Vierteljahr) beendet werden.

Danach empfehlen wir vierteljährliche und – bei weiter anhaltender Remission – halbjährliche Kontrollen.

Wenn Patienten nicht mit einer Glucocorticoid-Monotherapie, sondern kombiniert mit Azathioprin behandelt wurden, beenden wir die 50 mg-Tagesdosis, nach (ausschleichender) Beendigung der Glucocorticoidbehandlung, abrupt.

Wir selbst führen bei Patienten nach Erreichen einer kompletten (klinischen, biochemischen und histologischen) Remission keine Langzeiterhaltungstherapie durch, sondern behandeln diese erst dann wieder, wenn bei den engmaschigen Nachuntersuchungen erneut Hinweise einer Krankheitsaktivität vorliegen (s.u.).

■ Partielle Response (inkomplettes Therapieansprechen)

Bei etwa jedem 5. Patienten beobachtet man nach etwa 1 1/2-jähriger Therapie eine partielle Response, was bedeutet, dass der Patient trotz Medikamenteneinnahme nur eine teilweise Verbesserung der Leberwerte, der Histologie und der Klinik aufweist.

Diese Patienten werden wie Patienten mit einem Rezidiv behandelt.

■ Rezidiv

Wie bereits ausgeführt, lässt sich ein Rezidiv manchmal klinisch und/oder laborchemisch nach initial erfolgreicher Therapie erkennen: Müdigkeit, Arthralgien, Gewichtsverlust, erhöhte Transaminasen und durch Anstieg der Gammaglobuline.

In dieser Situation ist es sinnvoll, erneut mit Glucocorticoiden und Azathioprin zu behandeln, wobei die Azathioprindosis auf 2 mg/kgKG erhöht und als Langzeiterhaltungsdosis kontinuierlich weitergegeben werden sollte (☞ Tab. 1.2).

Fast 90 % der Erwachsenen können auf diese Weise über mehr als 10 Jahre in Remission gehalten werden. Dies gilt vor allem für solche Patienten, die im Rahmen des Rezidives keine hohe Krankheitsaktivität entwickelt haben. Im Einzelfall, vor allem bei einem schweren Rezidiv, ist es überlegenswert, die Cortisonkomponente im Rahmen der Kombinationstherapie zu erhöhen, um somit den akuten Schub der Erkrankung ohne Verzögerung zu bremsen.

Bei Rezidivpatienten ohne Leberzirrhose gewinnt die nebenwirkungsärmere Therapie mit Budesonid in der Kombination mit Azathioprin an Bedeutung.

Alternativ kann man versuchen, Glucocorticoide in der niedrigsten Dosis zu verabreichen, wobei die GPT-Aktivität unter einem Grenzwert des 3fachen der Norm bleiben und die Langzeittherapiedosis unter der 10 mg-Schwelle liegen sollte.

Wie lange eine Rezidivtherapie durchgeführt werden muss, ist unklar (lebenslang?).

■ Zusammenfassung

Ein großer Teil (etwa 80 %) der Patienten, die in eine Remission gekommen sind, entwickelt leider ein Rezidiv der Erkrankung. Die dann erforderliche Therapie besteht aus einer Kombination von Glucocorticoiden + Azathioprin, wie bei der Initialtherapie, wobei die Langzeitbehandlung dann entweder in einer höher dosierten (2 mg/kgKG) Tagesdosis von Azathioprin oder (bei Azathioprinunverträglichkeit) in einer langdauernden Glucocorticoid-Monotherapie (<10 mg/Tag) besteht.

Frühestens 2 Jahre nach (erfolgreicher) Reinduktionstherapie kann in seltenen Fällen und unter sehr sorgfältiger Kontrolle ein Auslassversuch gewagt werden. Die Praxis zeigt jedoch, dass nach einem einmaligen Rezidiv die allermeisten Patienten eine Dauertherapie benötigen.

■ Therapieversagen

Etwa 10 % der Patienten sprechen trotz pünktlicher Medikamenteneinnahme nicht auf die Therapie an. Die Krankheitsaktivität bleibt hoch, die Histologie verschlechtert sich, der Ikterus nimmt zu. In dieser Situation ist es zunächst wichtig, nochmals die Diagnose zu überprüfen und vor allem bei jungen Patienten einen M. Wilson und eine primär sklerosierende Cholangitis (die eine ähnliche Histologie wie eine AIH aufweist!) sicher auszuschließen.

Wie ein Therapieversager konservativ am besten behandelt werden kann, ist nicht klar.

Eine Hochdosistherapie (Glucocorticoide > 60 mg/Tag) und eine (kombinierte) Therapie (>30 mg Glucocorticoid/Tag + 150-200 mg Azathioprin/Tag) werden empfohlen mit langsamer Rücknahme der Steroiddosis in 10 mg-Schritten/Monat bis auf eine 10 mg-Erhaltungsdosis unter Fortsetzung der relativ hoch dosierten Azathioprinkomponente, die nach Besserung nach 1 Jahr langsam wieder reduziert werden kann. Eine Alternativtherapie ist, in kleinen Serien untersucht, insbesondere Mycophenolat Mofetil (s.u.).

Wichtig ist, dass, insbesondere dann, wenn innerhalb von 14 Tagen der Bilirubinspiegel nicht signifikant abfällt und/oder die Gerinnungssituation sich verschlechtert, die weitere medikamentöse Therapie nur in enger Kooperation mit einem Lebertransplantationszentrum durchgeführt wird.

1.9. Alternative Therapien

Alternative Therapien werden insbesondere bei Patienten mit primärer Non-Response oder bei Patienten mit Rezidiv eingesetzt – nicht zuletzt deswegen, um der Problematik einer langdauernden höher dosierten Glucocorticoid-/Azathioprinmedikation zu entgehen.

Als Ersatzmedikamente bzw. als medikamentöse Alternativen kommen eine Reihe von Einzelsubstanzen in Frage, wobei jedoch größere Studien (mit Ausnahme von Budesonid) fehlen.

■ Budesonid

Als Alternative zur Glucocorticoid-Langzeitmedikation wurde Budesonid eingesetzt, eine synthetische Substanz mit hohem hepatischen *first-pass*-Effekt.

Hierdurch bedingt verringerten sich die Therapienebenwirkungen deutlich – verständlicherweise jedoch nur dann, wenn noch keine Leberzirrhose und somit keine Shunts vorlagen.

Inzwischen hat Budesonid einen festen Platz in der *first-line*-Therapie erreicht, nicht zuletzt aufgrund der Ergebnisse einer doppelblinden randomisierten Studie bei Patienten mit erstdiagnostizierter AIH ohne Leberzirrhose:

Hierbei wurde als Studienendpunkt eine biochemische Remission ohne Steroid-spezifische Nebenwirkungen definiert. In 2 Gruppen aufgeteilt, erhielt die 1. Gruppe 9 mg Budesonid/Tag (mit Reduktion auf 6 mg/Tag nach Eintritt der Remission), die 2. Gruppe 40 mg Prednison/Tag (mit Reduktion der Steroiddosis in der 4. Woche bis auf 10 mg/Tag in Woche 9). Beide Gruppen wurden zusätzlich mit 1-2 mg/kgKG/Tag Azathioprin behandelt.

Die Ergebnisse (☞ Abb. 1.2) zeigten, dass das Behandlungsziel, nämlich eine biochemische Remission ohne Steroid-spezifische Nebenwirkungen, nach halbjährlicher Therapie in der Budesonidgruppe signifikant häufiger im Vergleich zur herkömmlichen Therapie (Prednison + Azathioprin) erzielt wurde.

Aktuell sehen wir den Stellenwert dieser Substanz in der Initial- und Langzeitbehandlung bei nichtzirrhotischen Patienten mit AIH in Kombination mit Azathioprin und als Glucocorticoid-Alternative bei solchen Personen, die gegen eine herkömmliche Steroid-Therapie eine oder mehrere Kontraindikationen aufweisen (z.B. Osteoporose, Hypertonie, Fettsucht, Diabetes mellitus etc.). Wir sehen keine Indikation für diese Substanz bei Therapieversagern und, wie ausgeführt, bei Patienten mit Leberzirrhose und portosystemischen Shunts.

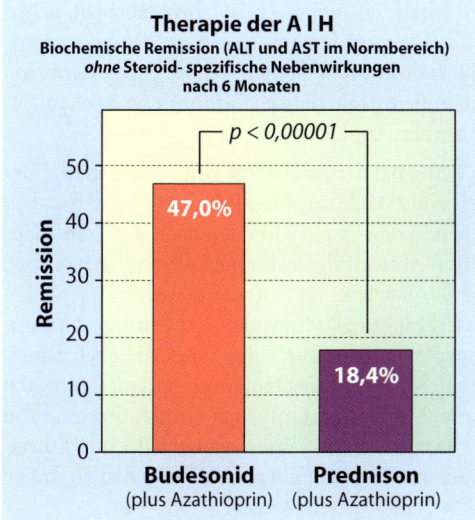

Abb. 1.2: Effekt von Budesonid (+ Azathioprin) im Vergleich zu Prednison in Bezug auf Steroidspezifische Nebenwirkungen bei der Therapie der Autoimmunhepatitis. Modifiziert nach Manns M. et al., Gastroenterology 2010; 139:1198-1206.

■ Mycophenolat-Mofetil (MMF)

MMF ist ein Prodrug der Mycofenolsäure, eingesetzt vor allem bei Personen nach Organtransplantation, aber auch bei autoimmunen rheumatischen Erkrankungen, Vaskulitiden und systemischem Lupus erythematodes. Vor Kurzem wurde die erste größere Studie an 59 nicht-vorbehandelten Patienten mit AIH publiziert, welche anstelle von Azathioprin zusätzlich zu Prednisolon 1-2 g MMF/Tag erhielten.

Nach durchschnittlich 26-monatiger Therapie fand sich bei 88 % der Patienten klinisch und biochemisch eine Remission, die meistens bereits nach 3 Monaten feststellbar war. 9 Patienten wurden als Non-Responder definiert.

Dieses günstige Resultat führte insgesamt zur Folgerung, dass MMF, nicht zuletzt aufgrund des Steroid-sparenden Effekts, einen Stellenwert als Erstlinienbehandlung zur Aufrechterhaltung einer Remission besitzt. Allerdings wird diese Ansicht kontrovers diskutiert: Der relativ hohe Preis (im Vergleich zu Azathioprin), Probleme bei Schwangeren und fehlende Informationen über mögliche Langzeitnebenwirkungen bedingen eine gewisse Zurückhaltung hinsichtlich des Einsatzes dieser Substanz als Erstlinientherapie.

Aktuell sehen wir den Stellenwert von MMF bei der Therapie der AIH auf Einzelfälle beschränkt, vor allem auf solche, welche eine Azathioprinunverträglichkeit aufweisen. Wir sehen keine Indikation, MMF bei Non-Respondern auf die typische Glucocorticoide/Azathioprin-Therapie einzusetzen. Immerhin zeigt eine (allerdings retrospektive) Studie, dass Patienten mit einer Medikamentenintoleranz zu einem hohen Prozentsatz (88 %) und bei guter Verträglichkeit in einer Remission gehalten werden konnten, eine solche jedoch bei Resistenz gegen die herkömmliche Kombinationstherapie nicht induziert werden konnte.

■ Ciclosporin

Der Calcineurininhibitor wird seit langer Zeit in der Transplantationsmedizin verwandt. Der Stellenwert dieser Substanz zur Therapie der AIH ist jedoch bisher nicht exakt definiert. Diskutiert wird, dass der ideale Kandidat für eine derartige Therapie entweder nicht auf Glucocorticoide anspricht (oder auf die Kombination mit Azathioprin) und er sich aufgrund der Gesamtfunktion der Leber noch unterhalb eines MELD-Scores von 15 Punkten befindet.

MELD-Score
Prognose-Score [*Model for End Stage Liver Disease*] besteht aus prädiktiven Laborparametern. Die Punktzahlen (6-40) reflektieren die Mortalitätswahrscheinlichkeit innerhalb von 3 Monaten (ohne Lebertransplantation)

In einer oralen Dosis von 2x 3-6 mg/kgKG/Tag wurde bei einzelnen Patienten innerhalb von 10 Wochen eine Remission erzielt. Ausreichend hohe Dosen (Ciclosporin-Zielspiegel ca. 250 µg/l) scheinen Voraussetzung für die Induktion einer Remission zu sein. Weitere Studien hinsichtlich des Stellenwertes des Medikaments sind abzuwarten.

Die Nebenwirkungen von Ciclosporin betreffen Neurotoxizität, Hypertonie und Hyperlipidämie, vor allem aber ein beträchtliches nephrotoxisches Risiko.

■ Tacrolimus

Tacrolimus, ebenfalls ein Calcineurininhibitor, wurde nur in einer sehr kleinen retrospektiven Studie (n=11) bei Patienten mit steroidrefraktärer AIH untersucht. Es zeigte sich, dass das Medikament in Kombination mit Azathioprin in der Lage war, die Aktivität der Transaminasen und die Entzündungsaktivität zu verbessern und damit bei den meisten Patienten zu einer Beendigung der Steroidmedikation zu führen. Auch aufgrund der Nephrotoxizität muss der Tacrolimusspiegel (ebenso wie der Ciclosporinspiegel, s.o.) überwacht werden.

■ Rapamycin

Das Medikament, ein mTOR-Antagonist, hemmt die Lymphozytenaktivierung und wirkt zusätzlich antiproliferativ und antiangiogenetisch. Bislang wird Rapamycin hauptsächlich in der Transplantationsmedizin eingesetzt. Verlässliche größere Studien über den Einsatz dieser Substanz bei therapierefraktärer AIH liegen nicht vor.

■ Rituximab

Rituximab ist ein CD20-monoklonaler Antikörper, der bei zahlreichen Autoimmunerkrankungen, insbesondere der rheumatoiden Arthritis, aber auch bei Vaskulitiden und systemischem Lupus erythematodes, zum Einsatz kommt. Allerdings fehlen bisher, bis auf Einzelfallbeschreibungen, verlässliche Resultate bei Patienten mit Autoimmunhepatitis.

1.10. Lebertransplantation

Bei einem kleinen Teil der Patienten (ca. 10 %) versagt die herkömmliche medikamentöse Behandlung. Dies kann dadurch bedingt sein, dass die Grunderkrankung trotz immunsuppressiver Medikation chronisch fortschreitet, multiple Rezidive auftreten und schließlich eine Leberzirrhose, über die Zeit dekompensierend, resultiert.

Ein kleiner Teil der Patienten mit akuter Autoimmunhepatitis spricht jedoch bereits primär nicht auf die Immunsuppression an, entwickelt eine fulminante Verlaufsform, feingeweblich mit zentrolobulären Leberzellnekrosen, laborchemisch mit kontinuierlichem Bilirubinanstieg und klinisch mit schwerem Krankheitsgefühl.

Bei diesen Patienten ist eine rasche Lebertransplantation dringlich und die einzige lebensrettende Maßnahme.

■ Wie verläuft die Erkrankung nach der Lebertransplantation?

Die Überlebensraten nach 5 Jahren sind gut und erreichen eine Größenordnung über 90 %. Europäische Daten zeigen, dass 2/3 aller transplantierten Patienten auch nach 10 Jahren noch am Leben sind. Vielmals bessern sich nach der Lebertransplantation unter laufender Immunsuppression auch die extrahepatischen immunologischen Zusatzerkrankungen.

Wichtig bei der Nachsorge von Patienten, die wegen einer AIH transplantiert wurden, ist, dass vor allem in den ersten Monaten nach der Transplantation Abstoßungsreaktionen wesentlich häufiger, im Vergleich zu Patienten, die wegen anderer Lebererkrankungen transplantiert wurden, vorkommen. Wichtig ist auch, dass eine AIH nach erfolgreicher Lebertransplantation erneut auftreten kann. Man rechnet mit einer Größenordnung von 23 % nach etwa 2 Jahren, wobei jedoch in Einzelstudien wesentlich unterschiedliche Zahlen (bis zu 42 % !) angegeben werden.

Unbekannt ist, bei welchem Patient ein Rezidiv in der transplantierten Leber auftritt. Beobachtet man eine derartige Komplikation, lautet die Therapieempfehlung, eine Steigerung der immunsuppressiven Therapie vorzunehmen oder andere Immunsuppressiva, z.B. MMF oder Rapamycin, einzusetzen.

1.11. Komorbiditäten

■ NAFLD und AIH

Nicht-alkoholische Fettlebererkrankungen (NAFLD/NASH) sind derzeit in der Praxis sehr häufig, nicht zuletzt bedingt durch die rasche Zunahme des metabolischen Syndroms, vor allem in Europa und Nordamerika.

Das Problem bei gleichzeitig vorhandener AIH liegt darin, dass das metabolische Syndrom durch eine Steroidmedikation verschlechtert wird (Gewichtszunahme, Diabetes, Hypertonie etc.), auf der anderen Seite, unbehandelt, die Doppelerkrankung zur Leberzirrhose fortschreiten kann.

Zur Differenzierung der dominanten Erkrankung ist die Leberbiopsie hilfreich. Die Kombinationstherapie, bestehend aus einer (möglichst niedrigen) Steroiddosis + Azathioprin, wird bei dominanter AIH-Komponente nicht zu umgehen sein.

■ Virushepatitiden

Vor Start einer immunsuppressiven Therapie und auch hinsichtlich der Frage einer Aktivimpfung ist eine Hepatitis-B-Serologie unumgänglich. Bei HBsAg-Anti-HBc-Positivität wird eine additive antivirale Medikation mit einem Nukleotid-/Nukleosidanalogon vor Start und im Verlauf der immunsuppressiven Therapie durchgeführt.

▶ Hepatitis C

Schwierig kann die Therapie bei gleichzeitig sicher nachgewiesener Hepatitis C und Autoimmunhepatitis sein: Es ist seit langem bekannt, dass eine autoimmune Hepatopathie durch Interferon induziert werden kann.

1.12. Autoimmunhepatitis und Schwangerschaft

Steroide und Azathioprin gelten allgemein als relativ sicher, sowohl für die Mutter als auch für das Kind. Wenn die Patientin sich in einem präzirrhotischen Stadium befindet, ist die Schwangerschaft im Allgemeinen auch als sicher anzusehen. Dies gilt nicht, wenn bereits eine Leberzirrhose vorliegt, bei der die Gefahr einer Varizenblutung und hepatischen Dekompensation eine enge Kooperation zwischen Gynäkologen und Hepatologen erfordert.

1.13. Prognose

Schon seit längerer Zeit ist bekannt, dass die Überlebensraten bei Patienten mit symptomatischer im Vergleich zu asymptomatischer AIH unterschiedlich sind. Dasselbe gilt für die 10-Jahres-Überlebensraten von Patienten mit und ohne Leberzirrhose (☞ Abb. 1.1).

Insgesamt war vor Einführung der immunsuppressiven Therapie bei hoch aktiver AIH die Prognose schlecht: Nur ca. 10 % der Patienten überlebten 10 Jahre – eine Situation, die sich rapide durch Einführung der Immunsuppressiva änderte:

Überlebensraten von 90 % können derzeit erreicht werden, so dass ein Unterschied zu einer alters- und geschlechtsdatierten Kontrollgruppe nicht mehr besteht.

Wichtig ist, die Diagnose rasch zu stellen, da eine verzögerte Diagnosestellung und eine unbehandelte, hoch aktive Lebererkrankung maßgeblich für die Prognoseverschlechterung sind. Bei dieser insgesamt günstigen Prognose muss sich nur noch ein kleiner Teil der Patienten (10-15 %) einer Lebertransplantation unterziehen. Auch hier sind die Ergebnisse günstig mit 5-Jahres-Überlebensraten um 90 % und mehr.

Es liegt jetzt eine erste Studie über das Risiko der Malignomentwicklung und Mortalität bei Patienten mit autoimmunen Lebererkrankungen vor. Sie zeigt, dass PSC-Patienten die schlechtesten Überlebensraten haben (vor allem aufgrund des dramatisch erhöhten Risikos für einen hepatobiliären Tumor!), Patienten mit einer AIH die besten.

Vergleicht man jedoch die Patienten mit einer nach Alter und Geschlecht identischen Kontrollgruppe, so zeigt sich, dass die Mortalität für *alle* Patienten mit einer autoimmunen Hepatopathie, auch solchen mit AIH und PBC, im Vergleich zur jeweiligen Kontrollpopulation, signifikant erhöht war (☞ Tab. 1.3).

Standardisiertes Mortalitätsrisiko (SMR)		
Todesursache	SMR	p
AIH		
Tod (aus jeglicher Ursache)	2,1	<0,001
Tod (aus hepatobiliärer Ursache)	42,3	<0,0001
PBC		
Tod (aus jeglicher Ursache)	2,7	<0,0001
Tod (aus hepatobiliärer Ursache)	71,2	<0,00001
PSC		
Tod (aus jeglicher Ursache)	4,1	<0,00001
Tod (aus hepatobiliärer Ursache)	116,9	<0,00001

Tab. 1.3: Hepatobiliäre und nicht-hepatobiliäre Todesursachen bei Patienten mit autoimmunen Lebererkrankungen (AIH, PBC, PSC). SMR = Vergleich der Mortalität der Kohorte von Patienten mit autoimmunen Hepatitiden mit einer alters- und geschlechtsadaptierten Kontrollpopulation. Modifiziert nach J. H. Ngu et al. Hepatology 2012; 55:522-529.

Wahrscheinlich ist, dass die langzeitige Immunsuppression nicht nur eine Häufung extrahepatischer (vor allem kutaner) Malignome begünstigt, sondern auch vermehrt zu malignen hämatologischen Erkrankungen führt. Diese Annahme wird auch dadurch unterstützt, dass die Gruppe der

PBC-Patienten, die nicht immunsupprimiert wurde, dieses erhöhte Malignomrisiko nicht aufwiesen. Auf der anderen Seite kann nicht von der Hand gewiesen werden, dass die Grunderkrankung selbst für eine Malignomentwicklung prädisponiert, wie dies auch für nicht-hepatische Autoimmunerkrankungen (rheumatoide Arthritis, systemischer Lupus erythematodes, Sjögren-Syndrom, Zöliakie, chronische Thyreoiditis etc.) bekannt ist.

1.14. Fazit für die Praxis

▶ Die klassische AIH betrifft vorzugsweise Frauen (70-80 %), typischerweise entweder zwischen dem 10.-30. oder dem 40.-50. Lebensjahr – allerdings können auch Personen über 70 Jahre an einer AIH erkranken. Bei der Erstdiagnose kann sich die AIH als akute Hepatitis, chronische Hepatitis oder bereits als Leberzirrhose zeigen. Besonders wichtig: Viele Patienten mit AIH weisen einen akuten Beginn mit den Symptomen einer akuten Hepatitis auf, so dass initial oft der Verdacht auf eine Virushepatitis auftaucht.

▶ Die *Symptomatologie* chronischer Verläufe ist unspezifisch, oftmals dominiert von der Mitbeteiligung extrahepatischer Organe. Wichtig ist, daran zu denken, dass zahlreiche weitere extrahepatische Erkrankungen vorliegen können (manchmal Schlüssel zur Diagnose einer AIH!) wie z.B. eine autoimmune hämolytische Anämie, eine Perniziosa, eine idiopathische thrombozytopenische Purpura und, klinisch oft übersehen, eine rheumatoide Arthritis, ein Sjögren-Syndrom, eine Systemsklerose, eine Uveitis oder eine Vitiligo.

▶ Die *Laborchemie* sollte umfassen: Transaminasen, ANA, SMA, LKM 1, SLA/LP, Serumelektrophorese, quantitative Immunglobulinbestimmung und Bilirubin. Virale, metabolische, toxische Hepatitiden müssen ausgeschlossen werden.

▶ Die *Diagnose* baut sich aus den Ergebnissen der Bestimmung der Autoantikörper (ANA, SMA, LKM 1, SLA/LP, Serumelektrophorese (IgG) und dem Ausschluss viraler, metabolischer und toxischer Hepatopathie auf.

▶ Die *Leberbiopsie* ist die wichtigste Maßnahme zur Diagnosesicherung. Sie ist entbehrlich bei bereits manifester Zirrhose, vor allem bei Patienten mit "stummer" Leberzirrhose. Ein vereinfachter Score ist für die definitive Diagnosestellung nützlich.

Die *Therapie* baut sich seit Jahrzehnten auf Cortison und Azathioprin auf (☞ Tab.1.2), ersteres zur Induktion einer Remission, letzteres zur Aufrechterhaltung derselben. Budesonid ist aufgrund geringer Nebenwirkungen günstig bei der Langzeittherapie, jedoch nur dann, wenn keine Leberzirrhose vorliegt.

Eine *absolute* Therapieindikation besteht bei hohen Transaminasen (über das 10fache der Norm) oder 5fach über die Norm erhöhte Transaminasen und Gammaglobuline über das 2fache der Norm oder Brückennekrosen in der Histologie.

Relative Indikationen	• Asymptomatischer Patient • Transaminasen und/oder Gammaglobuline unter den o.g. Limits • Interface-Hepatitis in der Biopsie
Keine Indikation	• Ausgebrannte Zirrhose • Medikamentenintoleranz • schwere Zusatzerkrankungen • dekompensierte Leberzirrhose (im Prätransplantstadium)

Therapierefraktäre Fälle von AIH sollten rasch in ein Leberzentrum verlegt werden. Dasselbe gilt für fulminante Fälle mit kontinuierlich ansteigender Bilirubinkonzentration und für Therapieversager, welche eine differente Behandlung mit alternativen Medikamenten benötigen.

Abb. 1.3 fasst die Therapiemodalitäten in Abhängigkeit vom Krankheitsverlauf zusammen.

1.15. Autoantikörper-negative Autoimmunhepatitis

■ Definition und Diagnose

Die Autoantikörper-negative AIH ist definiert als eine chronische Lebererkrankung mit erhöhten Transaminasen bei einem Patienten, der keine He-

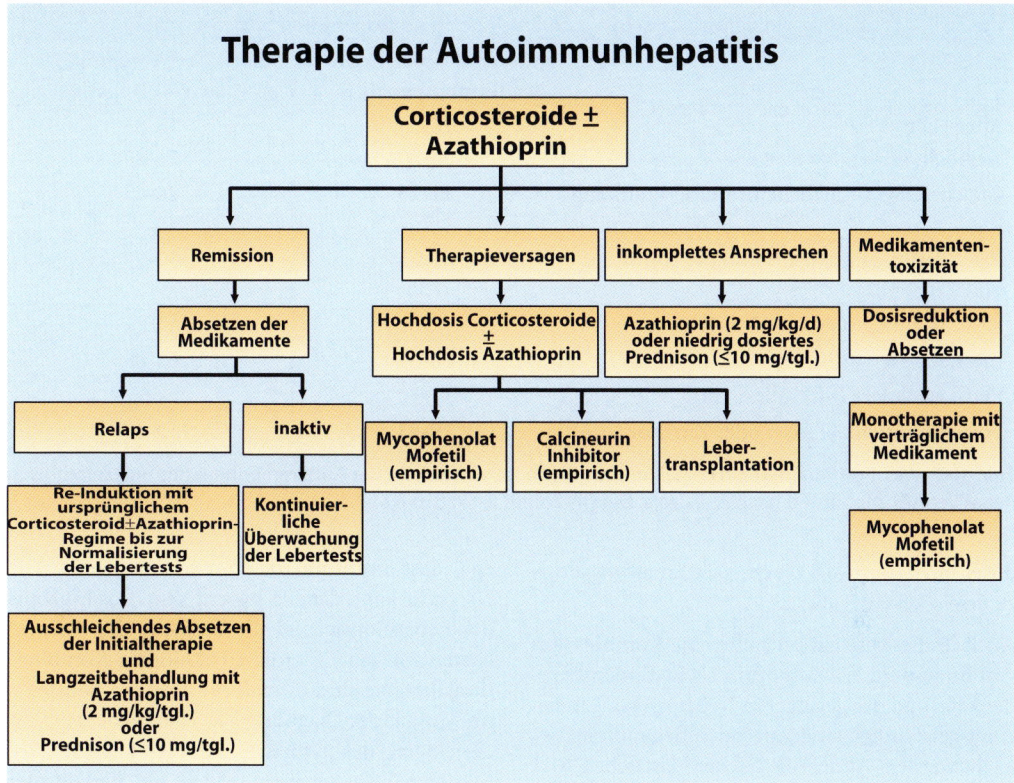

Abb. 1.3: Flussschema der Therapie der Autoimmunhepatitis. Modifiziert nach Czaja A. J. et al., Gastroenterology 2010; 139: 58-72.

patotoxine einnimmt, weniger als 25 g Alkohol täglich trinkt, serologisch negativ ist für ANA, SMA, Anti-LKM1 und AMA, histologisch die typischen Zeichen einer Interface-Hepatitis aufweist und typischerweise serologisch keine Hinweise für eine virale, kongenitale oder metabolische Lebererkrankung hat.

Normale Gammaglobulinkonzentration, fehlende Autoantikörper und das klinische und laborchemische Bild einer "akuten Hepatitis" erschweren nicht selten die Diagnose.

> Entscheidend ist die Histologie: Mallorykörper, Granulome, Fett, Überschusseisen oder Gallengangsveränderungen passen nicht zur Annahme einer Antikörper-negativen AIH.

Tab. 1.4 zeigt den Vergleich wesentlicher Charakteristika bei "klassischer" und Autoantikörper-negativer AIH. Wichtig, gerade für die Annahme dieser Sonderform einer AIH, ist auch die Tatsache, dass diese Erkrankung, ebenso wie die klassische AIH, auf eine 3-monatige Steroidtherapie in der Regel gut anspricht – ein wichtiger Baustein im Gebäude der Diagnose.

■ **Wie häufig stößt man auf eine derartige Sonderform einer AIH?**

Eine große amerikanische Studie an 678 Patienten mit chronischen Lebererkrankungen zeigte, dass 4 % der Fälle eine "klassische" AIH aufwiesen, 1 % eine Autoantikörper-negative AIH. Allerdings schwanken die Zahlen erheblich, was wahrscheinlich mit der Definition dieser besonderen Lebererkrankung zu tun hat.

■ **Therapie**

Zur Therapie einer Antikörper-negativen AIH gibt es keine Leitlinien. Sinnvoll ist es, therapeutisch genauso vorzugehen wie bei der klassischen AIH, was bedeutet, dass initial eine Kombinationstherapie aus Prednison/Prednisolon (30 mg täglich) zusammen mit Azathioprin (50 mg täglich) oder 60 mg Prednison als Monotherapie eingesetzt wird, gefolgt von einem langsamen Abbau der Steroid-

Differenzialdiagnose zwischen Autoantikörper-negativer und klassischer AIH		
	Autoantikörper-negative Autoimmunhepatitis	Klassische (Autoantikörper-positive) Hepatitis
Alter (Jahre)	28-55	18-83
weiblich(%)	50-80	76-80
Gleichzeitige zusätzliche Immunerkrankung (%)	11-25	26-45
Path. Serumgammaglobulinkonzentration (%)	61-75	92-97
Path. Immunglobulin G-Konzentration (%)	61	91
Interface-Hepatitis (%)	75-83	65-85
Plasmazelluläre Infiltration (%)	17-50	66
Fortgeschrittene Fibrose oder Zirrhose	19-83	19-40

Tab. 1.4: Wichtige Parameter in der Differentialdiagnose von klassischer Autoimmunhepatitis und serologisch negativer AIH. Modifiziert nach A. J. Czaja, Dig Dis Sci 2012; 57: 610-624.

dosis, um nach etwa 6 Wochen die Erhaltungsdosis zu erreichen (☞ Tab.1.2).

Auch in dieser Situation sollte eine Kombination von Budesonid + Azathioprin als Erstlinientherapie aufgrund der geringeren Nebenwirkungen bei einer gewöhnlich langdauernden Behandlung bedacht werden. Anders als bei der klassischen AIH fehlen hier jedoch entsprechende Studien.

■ **Mit welchem Therapieerfolg kann man rechnen?**

In 67 – 87 % der behandelten Patienten kann man mit einer nahezu vollständigen Normalisierung der Leberwerte rechnen. Etwa 9 % der Patienten sprechen nicht auf die Behandlung an.

■ **Wie ist der Stellenwert der Lebertransplantation bei Antikörper-negativer AIH?**

Die 5-Jahres-Überlebensrate der klassischen AIH wird in einer Größenordnung von 73-92 % angegeben, die 10-Jahres-Überlebensrate > 70 %. Unterstellt man, dass ein Teil der bisher als "kryptogen" bezeichneten Fälle von Leberzirrhose, die eine Transplantation zur Folge hatten, auf eine Antikörper-negative AIH zurückzuführen ist, lässt sich eine grobe 5-Jahres-Überlebenschance in einer Größenordnung von 58 – 73 % abschätzen.

1.16. *Fazit für die Praxis*

Die (seltene) Autoantikörper-negative Autoimmunhepatitis ähnelt der klassischen (seropositiven) Verlaufsform, abgesehen von der Tatsache, dass Immunmarker im Serum fehlen. Die Diagnose kann daher schwierig sein. Das Ergebnis der Leberbiopsie und die Tatsache des Ansprechens auf eine Steroid-/Azathioprin-Kombinationstherapie sind oftmals die einzigen Bausteine im Mosaik der Diagnose. Die Therapie entspricht derjenigen der typischen AIH (☞ Kap. 1.7.). Manchmal findet man jedoch im Verlauf der Nachbeobachtung derartiger Patienten, zunächst nur angedeutete, dann ansteigende Titer der AIH-typischen Antikörper.

Wenn ein Patient mit einer angenommenen Autoantikörper-negativen AIH nicht auf die *lege artis* durchgeführte Immunsuppression anspricht, ist es zwingend, die Diagnose nochmals zu überdenken.

Literatur

Czaja A.J., Autoantibody-negative autoimmune hepatitis, Dig Dis Sci 2012; 57:610-624

Czaja A.J. et al., Advances in the diagnosis, pathogenesis, and management of autoimmune hepatitis, Gastroenterology 2010; 139: 58-72

Czaja A.J., Advances in the current treatment of autoimmune hepatitis, Dig.Dis.Sci. 2012; 57: 1996-2010

Czaja A.J., Autoimmunhepatitis focusing on treatments other than steroids, Can. J. Gastroenterol. 2012, 615-620

Dassert D.J., Dig. Dis. Sci. 2007; 52: 2433-2437.

Dinani A.M. et al., Patients with autoimmune hepatitis who have antimitochondrial antibodies need long-term follow-up to detect late development of primary biliary cirrhosis, Clin. Gastroenterol. Hepatol. 2012; 10: 682-684

Hoeroldt B. et al., Long-term outcomes of patients with autoimmune hepatitis managed at a nontransplant center, Gastroenterology 2011; 140: 1980-1989

Kwong Y.L., Azathioprine: Association with therapy-related myelodysplastic syndrome and acute myeloid leukemia, J. Rheumatol. 2010; 37: 485-90

Manns MP et al., Gastro 2010; 139: 1198-1206.

Manns M.P. et al., Diagnosis and management of autoimmune hepatitis, Hepatology 2010; 51: 2193-2213

Ngu J.H. et al., Mortality and the risk of malignancy in autoimmune liver diseases: A population-based study in Canterburg, New Zealand, Hepatology 2012; 55: 522-529

Parker R. et al., Management of patients with difficult autoimmune hepatitis, Therap Adv Gastroenterol. 2012; 6: 421-437

Sanchez-Urdazpal L. et al., Prognostic features and role of liver transplantation in severe corticosteroid-treated autoimmune chronic active hepatitis. Hepatology 1992; 15: 215-221.

Schramm C. et al., Role of mycophenolate mofetil in the treatment of autoimmune hepatitis, J.Hepatol. 2011; 55: 510-511

Sharzehi K., et al., Mycophenolate mofetil for the treatment of autoimmune hepatitis in patients refractory or intolerant to conventional therapy, Can J Gastroenterol 2010; 24: 588

Snider K.R. et al., Budesonide for the treatment of autoimmune hepatitis, Annal Pharmacother 2011; 45: 1144

Strassburg C.P. et al.,Treatment of autoimmune hepatitis, Sem. Liv. Dis 2009; 29: 273-285

Yoshizawa K. et al., Long-term outcome of Japanese patients with type 1 autoimmune hepatitis, Hepatology 2012; 56: 668-676

Zachou K. et al., Mycophenolate for the treatment of autoimmune hepatitis: Prospective assessment of its efficacy and safety for induction and maintenance of remission in a large cohort of treatment-naïve patients, J. Hepatol 2011; 55: 636-646

Overlapsyndrome

2. Overlapsyndrome

Patienten mit AIH können Befunde aufweisen, die den Schluss nahelegen, dass gleichzeitig in ein- und derselben Leber eine primär sklerosierende Cholangitis (PSC), eine primär biliäre Zirrhose (PBC) und manchmal auch (ohne dass eine PBC oder PSC vorliegen) eine Cholestase besteht. Immer ist also eine der beiden Erkrankungen, die sich überlappen, eine Autoimmunhepatitis.

Jedem Hepatologen sind Fälle gut bekannt, bei denen sich zunächst und ausschließlich die Klinik und Laborchemie einer AIH zeigt und im Laufe der Zeit dann die Parameter der AIH abnehmen und allmählich Charakteristika einer Zweiterkrankung nachweisbar werden.

> Insgesamt kann man davon ausgehen, dass in 10-18 % der Erwachsenen mit einer autoimmunen Lebererkrankung ein derartiges Überlappungssyndrom vorliegen kann.

2.1. AIH-/PBC-Overlapsyndrom und Autoimmuncholangitis

Etwa 20 % der Patienten mit AIH sind seropositiv für antimitochondriale Antikörper (AMA). Auch der zweite serologische Marker einer PBC, eine IgM-Erhöhung, findet sich bei etwa 15 % der AIH-Patienten. Die Gammaglobuline sind in diesen Fällen im Vergleich zur klassischen AIH weniger stark erhöht und die Antikörpertiter (ANA/SMA) sind niedrig.

Auch für die Diagnose eines Overlapsyndroms ist die Leberbiopsie unumgänglich:

▶ Bei einem AIH-/PBC-Overlapsyndrom werden einerseits Granulome, Gallengangsproliferationen und –destruktionen, daneben aber und vor allem, Entzündungsparameter mit Rundzellinfiltraten und Piecemealnekrosen – also dominante histologische Zeichen der AIH gefunden.

Ebenso wie das AIH-/PBC-Overlapsyndrom durch die Dominanz der Autoimmunkomponente bestimmt wird, gibt es auch die umgekehrte Variante, nämlich die als Autoimmuncholangitis bezeichnete ("AMA-negative") PBC. Diese Patienten weisen serologisch und laborchemisch die Cholestasemarker einer "klassischen" PBC auf, haben jedoch keine antimitochondrialen Antikörper und zeigen feingeweblich eine Dominanz der histologischen Charakteristika einer PBC. Antikörper gegen Kerne und glatte Muskulatur, wie man sie bei einer AIH findet, werden im Serum nachgewiesen. Dieser Hintergrund macht deutlich, dass eine autoimmune Lebererkrankung - und so auch das

Charakteristika der Overlapsyndrome AIH/PBC und AIH/PSC sowie der AMA-negativen PBC			
	AIH/PBC	**AIH/PSC**	**AMA-negative PBC**
Anteil Frauen	87 %	57 %	> 90 %
Leberenzyme	ALT, AST, γ-GT, AP, Bilirubin↑	ALT, AST, γ-GT, AP, Bilirubin↑	γ-GT, AP, Bilirubin↑
Immunglobuline	IgG, IgM↑	IgG, IgM↑	(IgM↑)
Antikörper	ANA, SMA, AMA	ANA, SMA, pANCA	ANA, SMA
Histologie	Interface-Hepatitis, Gallenwegsläsionen	Interface-Hepatitis, fibrosierende, obliterative Cholangitis	Granulomatöse und lymphozytäre Infiltration der Gallenwege, Duktopenie
Chronische-entzündliche Darmerkrankungen (CED)	+/-	+	+/-
Therapie	UDC +/- Glucocorticoide	UDC +/- Glucocorticoide	UDC

Tab. 2.1: Diagnose und Therapie von Patienten mit Overlapsyndrom (PBC oder PSC/AIH). Modifiziert nach Vogel A. et al., Autoimmunhepatitis; UNI-MED Verlag AG 2010. UDC = Ursodesoxycholsäure.

Overlapsyndrom - den dynamischen Prozess einer Autoimmunerkrankung widerspiegelt und daher im Krankheitsverlauf Übergänge zwischen der einen oder anderen Form der Krankheitsexpression vorkommen können (☞ Tab. 2.1).

■ **Wie oft finden sich bei einem AIH-PBC-Overlapsyndrom eine oder mehrere extrahepatische Autoimmunerkrankungen?**

Eine Studie an 71 Patienten mit diesem Syndrom ergab, dass nahezu 44 % eine extrahepatische Autoimmunerkrankung aufwiesen, vor allem eine autoimmune Schilddrüsenerkrankung, ein Sjögren-Syndrom oder eine Zöliakie, seltener eine Vitiligo, einen Lupus erythematodes, ein Antiphospholipid-Syndrom, eine Sarkoidose, eine Arteriitis temporalis oder eine Systemsklerose. Mehr als die Hälfte der Patienten hatten zwei, nahezu 1/3 der Patienten drei und mehr als 10 % sogar vier begleitende Autoimmunerkrankungen. Dies bedeutet, dass bei dem Verdacht auf das Vorliegen dieses Syndroms die Suche nach diesen autoimmunen Zusatzerkrankungen diagnostisch hilfreich sein kann.

■ **Therapie**

Die Behandlung dieses Overlapsyndroms ist empirisch und orientiert sich an der Dominanz der einzelnen Befunde. Vorgeschlagen wird, Erwachsene mit relativ niedriger Aktivität der alkalischen Phosphatase (< 2faches der Norm) mit Glucocorticoiden zu behandeln, solche mit höherer Aktivität und vor allem mit feingeweblich nachgewiesenen Gallengangsläsionen, kombiniert mit Ursodeoxycholsäure (UDC) und Glucocorticoiden. Wir selbst behandeln in der Regel kombiniert mit einer Dosis von 12-15 mg UDC/kgKG/Tag + (in absteigender Dosis) Glucocorticoiden – letzteres mit dem Ziel einer möglichst niedrigen Erhaltungsdosis des Steroids bzw. einer UDC-Monotherapie.

2.2. AIH-/PSC-Overlapsyndrom

Etwa jeder 6. Patient mit einer AIH hat gleichzeitig eine chronisch entzündliche Darmerkrankung und, noch verwirrender: etwa 10 % der Erwachsenen mit AIH weisen gleichzeitig bildgebend (ERCP/MRCP) Gallengangsveränderungen, die an eine PSC erinnern, auf. Laborchemisch finden sich neben den Cholestaseparametern Antikörper gegen glatte Muskulatur, Zellkerne und gelegentlich auch p-ANCAs. Das histologische Bild wird durch die Charakteristika einer PSC gekennzeichnet.

Unter therapeutischem Aspekt ist interessant, dass Patienten mit AIH, Colitis ulcerosa und cholangiographisch nachgewiesener PSC seltener (59 %) in eine Remission kommen, verglichen mit Patienten mit normalem Cholangiogramm (94 %). Im Gegensatz dazu: Die An- oder Abwesenheit einer chronisch entzündlichen Darmerkrankung vom Typ einer Colitis ulcerosa ist nicht bedeutsam bei solchen Patienten, die ein normales Cholangiogramm aufweisen. Diese reagieren auf eine Glucocorticoid-Therapie in identischer Frequenz wie Vergleichspatienten ohne eine chronisch entzündliche Darmerkrankung.

■ **Therapie**

Auch bei diesem Syndrom ist die Therapie rein empirisch. Glucocorticoide werden eingesetzt, ihr Nutzen ist unklar. Dominieren die Merkmale einer AIH, so kann jedoch eine derartige Therapie nützlich sein. Therapieversuche mit UDC + Glucocorticoiden werden gemacht.

2.3. *Fazit für die Praxis*

☞ Tab. 2.1 fasst die diagnostischen, die ☞ Abb. 2.1 die therapeutischen Aspekte der wichtigsten Überlappungssyndrome (AIH/PBC und AIH/PSC) zusammen.

Literatur

Czaja A.J., Difficult treatment decisions in autoimmune hepatitis, World J. Gastroenterol. 2010; 16: 934-947

Dinani A.M. et al., Patients with autoimmune hepatitis who have antimitochondral antibodies need long-term follow-up to detect late development of primary biliary cirrhosis. Clin. Gastroenterol. Hepatol. 2012; 10: 682-684

Efe C. et al., Autoimmune hepatitis/primary biliary cirrhosis overlap syndrome and associated extrahepatic autoimmune diseases, Eur. J. Gastroenterol. Hepatol. 2012; 24: 531-534

Trivedi P.J. et al., Review article: Overlap syndromes and autoimmune liver disease. Aliment Pharmacol Ther 2012; 36:517-533

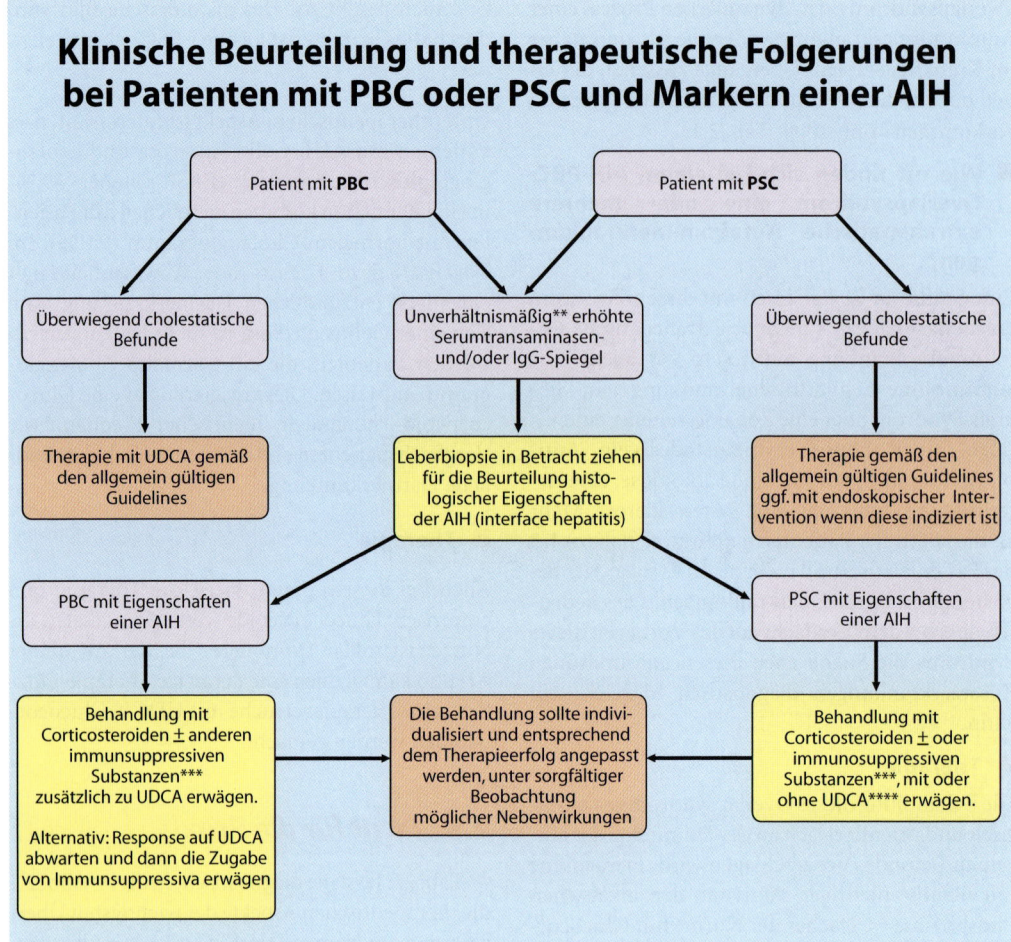

Abb. 2.1: Modifiziert nach: Boberg K. M. et al. J. Hepatol. 2011; 54:374-385. **Tatsächliche Höhe der Transaminasen nicht definiert; ***Nicht Evidenz-basiert; ****EASL-Leitlinien: UDC bei PSC weit verbreitet, langfristiger Erfolg jedoch nicht gesichert; *AASLD-Leitlinien*: keine Indikation für UDC bei PSC.

Primär sklerosierende Cholangitis (PSC)

3. Primär sklerosierende Cholangitis (PSC)

3.1. Einleitung

Bei der primär sklerosierenden Cholangitis (PSC) handelt es sich um eine chronische cholestatische Lebererkrankung unbekannter Ätiologie und unbekannter Pathogenese, charakterisiert durch eine progrediente Entzündung der intra- und extrahepatischen Gallengänge, schließlich in eine Fibrose und regelhaft in eine biliäre Leberzirrhose mündend. Aufgrund des hohen Risikos der Entwicklung eines cholangiozelluläres Karzinoms, eines colorektalen Tumors und eines Pankreaskarzinoms, muss die Erkrankung als Präkanzerose definiert werden.

Wenn sich die Erkrankung auf die kleinsten intrahepatischen Gallengänge beschränkt, spricht man von einer sogenannten "small-duct" PSC, die eine wesentlich günstigere Prognose aufweist im Vergleich zur "klassischen" PSC ("large duct PSC").

3.2. Epidemiologie

Eine PSC ist keine häufige Erkrankung. Man rechnet mit einer Prävalenz von ca. 6/100.000 Personen und einer Inzidenz von etwa 1/100.000/Einwohner/Jahr. Die Krankheit kommt in Skandinavien wesentlich häufiger vor, in Südeuropa und Asien ist sie selten. Betroffen sind hauptsächlich (ca. 70 %) junge Männer, jedoch ist das Altersspektrum breit: Es gibt Fälle von PSC im Kindesalter ebenso wie bei Patienten im Alter über 70 Jahre. Viele Patienten (in einzelnen Studien teilweise über 80 %) leiden gleichzeitig an einer chronisch-entzündlichen Darmerkrankung, meist an einer Colitis ulcerosa.

3.3. Klinik und Diagnose

Spezifische Krankheitssymptome fehlen, was die Diagnose erschwert. Juckreiz, manchmal Fieberschübe, Gewichtsverlust und schwer zu fassende "Oberbauchbeschwerden" lassen an eine PSC denken. Klassischerweise weist der Patient mit PSC, oft ein junger Mann (zwischen 25-40 Jahren), eine chronisch-entzündliche Darmerkrankung und laborchemisch eine Cholestase auf, vor allem eine Erhöhung der alkalischen Phosphatase bei normaler γ-GT und normalem Bilirubin. Die meisten Patienten (> 80 %) haben eine (vor allem rechtsseitige) Colitis ulcerosa, die oftmals weitgehend asymptomatisch verläuft. Wesentlich seltener (ca. 13 %) wird ein M. Crohn beobachtet.

Diagnostisch wichtig ist, neben den herkömmlichen Parametern (Transaminasen, IgG, Cholestaseparameter, Bilirubin, IgG4) auch an ein Overlapsyndrom zu denken (Bestimmung von ANA, SMA, IgG-Konzentration) und ggf. auch eine Leberbiopsie durchzuführen. Zwar ist eine Leberbiopsie bei PSC zur Diagnosefindung keine Routinemaßnahme, wird jedoch in der Klinik häufig mit dem Ziel des Stagings der Lebererkrankung durchgeführt und auch um ein Überlappungssyndrom oder eine *small-duct*-PSC auszuschließen.

> **Jedoch:** Nur wenn der Pathologe Sklerosierungen und Obliterationen der Gallengänge beschreibt, ist von einer gesicherten PSC auszugehen, alle anderen histologischen Befunde sind nicht PSC-spezifisch!

Wie auch im Falle der PBC, werden feingeweblich mehrere Schweregrade der Erkrankung differenziert, je nachdem, ob die pathologischen Veränderungen lediglich die Portalfelder betreffen (Stadium I) oder bereits das Parenchym der Leberläppchen erreicht haben (Stadium II), Brückenfibrosen (Stadium III) vorliegen oder bereits eine biliäre Zirrhose (Stadium IV).

Patienten mit PSC können im Serum antineutrophile zytoplasmatische Antikörper mit perinukleärem Floureszenzmuster (p-ANCA) aufweisen.

Man findet diesen Antikörper in 33-87 % der Fälle von PSC, aber auch in einem hohen Prozentsatz bei Patienten mit Autoimmunhepatitis, mit chronisch-entzündlichen Darmerkrankungen, vor allem vom Typ einer Colitis ulcerosa ohne gleichzeitige Lebererkrankung. Somit ist es wenig sinnvoll, diesen Antikörpertest zur diagnostischen Eingrenzung einer cholestatischen Hepatopathie heranzuziehen.

Oftmals findet man zusätzlich im Serum niedrigtitrige Antikörper (☞ Tab. 3.1) gegen glatte Muskulatur, Kerne, Kardiolipin, Thyreoglobulin etc..

Diagnostisch sind bildgebende Verfahren (MRCP [ERCP]), anders als bei der PBC oder AIH, zum

3.4. Differentialdiagnose

Prävalenz von Autoantikörpern bei Patienten mit PSC	
Antikörper	Prävalenz
Atypische perinukleäre antineutrophile zytoplasmatische Antikörper (pANCA)	33-87 %
Antinukleäre Antikörper (ANA)	7-77 %
Antikörper gegen glatte Muskulatur (SMA)	13 -20 %
Antiendotheliale Antikörper	35 %
Antikardiolipin Antikörper	4-66 %
Antiperoxidase Antikörper (anti-TPO)	7-16 %
Antithyreoglobulin Antikörper (anti-TG)	4 %
Rheumafaktor (RF)	15 %

Tab. 3.1: Prävalenz von Autoantikörpern im Serum bei Patienten mit PSC. Modifiziert nach N. F. LaRusso et al., Hepatology 2006; 44: 746-764.

Goldstandard geworden (☞ Abb. 3.1). Hinsichtlich der Auswahl an bildgebenden Verfahren, ziehen wir aufgrund möglicher Komplikationen einer ERCP (Pankreatitis/Cholangitis/Sepsis) als Erstuntersuchung die MRCP vor.

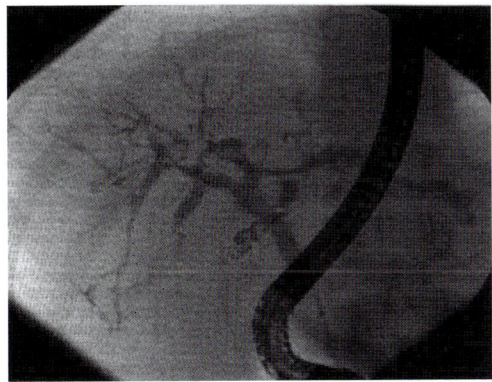

Abb. 3.1: Typischer ERCP-Befund einer PSC: Strikturen und Dilatationen des Gallengangsystems, manchmal perlschnurartig und Rarifizierung des gesamten Gallengangsystems.

■ Zusammenfassung

Es kann auf der Basis der Richtlinien der EASL (*European Association for the Study of the Liver*, 2009) die Diagnose einer PSC dann angenommen werden, wenn:

▶ laborchemisch eine Cholestase, vor allem eine Erhöhung der Aktivität der alkalischen Phosphatase, nachgewiesen werden kann,

▶ die typischen Gallengangsveränderungen (Strikturen, Gallengangsdilatationen) mit einem bildgebenden Verfahren nachgewiesen werden können und

▶ sekundäre Ursachen einer sklerosierenden Cholangitis nicht vorliegen

3.4. Differentialdiagnose

Die Differentialdiagnose einer PSC umfasst Erkrankungen, die eine PSC vortäuschen können und Fälle von sekundär sklerosierender Cholangitis.

Zu letzteren gehören:

▶ die sklerosierende Cholangitis bei Schwerkranken (Intensivpatienten, Schockpatienten)
▶ die ischämische Cholangiopathie
▶ die obstruktive Cholestase
▶ die AIDS-assoziierte Cholangiopathie

Eine Erkrankung, die eine "klassische" PSC vortäuschen kann, ist die IgG4-assoziierte sklerosierende Cholangitis, welche einhergeht mit einer erhöhten IgG4-Konzentration im Serum (>135 mg/dl), feingeweblich mit IgG4-positiven Plasmazellinfiltraten, oftmals vergesellschaftet mit einer IgG4-assoziierten Pankreatitis und, anders als die klassische PSC, gut auf Steroide reagierend. Weswegen diese Sonderform einer PSC vor allem ältere Männer befällt und oftmals mit einem schmerzlosen Ikterus beginnt, ähnlich wie bei einem Pankreaskopfneoplasma, ist unbekannt. Anders als bei der "klassischen" PSC, scheint die IgG4-assoziierte

PSC auch nicht gehäuft mit einer chronisch-entzündlichen Darmerkrankung zusammen vorzukommen (☞ Kap. 3.7.).

Weiterhin ist es wichtig, differentialdiagnostisch cholestatische Hepatopathien vom Typ einer PBC auszuschließen, ebenso Medikamentennebenwirkungen und, heutzutage besonders häufig, Patienten mit NAFLD/NASH mit cholestatischer Verlaufsform von PSC-Patienten zu differenzieren.

Antinukleäre Antikörper mit hohem Titer, eine Gammaglobulinvermehrung in der Serumelektrophorese und feingeweblich eine Dominanz plasmazellulärer und lymphozellulärer Infiltrate in den Portalfeldern, lassen an ein Overlapsyndrom mit einer AIH denken (☞ Kap. 2.3.).

3.5. Therapie

Leider gibt es aktuell keine etablierte medikamentöse Therapie, welche das Leben der Patienten mit PSC verlängern könnte oder aber in der Lage wäre, die Notwendigkeit der Durchführung einer Lebertransplantation zu verzögern oder ganz entbehrlich zu machen.

■ Medikamente

▶ Ursodeoxycholsäure (UDC)

Von allen medikamentösen Therapiemaßnahmen bei Patienten mit PSC ist die UDC am besten untersucht worden. Das Medikament ist in der Lage, die biochemischen Parameter und, zumindest in einigen Studien, auch die Leberhistologie zu verbessern, allerdings nicht (in 3 großen Studien) das Transplant-freie Überleben. Auch meta-analytisch konnte kein Überlebensvorteil nachgewiesen werden, ebenso wenig wie ein Nutzen hinsichtlich der Entwicklung des gefürchteten cholangiolären Karzinoms.

Vor einiger Zeit wurde beschrieben, dass die regelmäßige Einnahme von UDC zu einer Reduktion von Dysplasien im Dickdarm führt – i.S. einer möglichen Chemoprophylaxe des bei der PSC häufigen Kolonkarzinoms. Leider zeigt nunmehr eine schwedische Studie, dass auch eine langdauernde UDC-Therapie bei Patienten mit chronisch-entzündlichen Darmerkrankungen und PSC die Entwicklung eines colorektalen Tumors oder einer Dysplasie nicht verhüten kann.

Wahrscheinlich mit bedingt durch die Beobachtung einer – zumindest laborchemischen – Verbesserung, setzen jedoch in der Praxis nicht wenige Ärzte dieses weitgehend nebenwirkungsfreie Medikament ein, gewöhnlich in einer Dosis wie bei Patienten mit PBC. So wurden in einer französischen Studie 94 % aller PSC-Patienten mit einer mittleren UDC-Dosis von 13,1 mg/kgKG/Tag behandelt.

Wichtig ist, darauf hinzuweisen, dass die mit unterschiedlich hohen UDC-Dosen durchgeführten Studien keinen positiven Effekt hinsichtlich Überlebensraten und Mortalität erbringen konnten. In einer Hochdosisstudie (28-30 mg/kgKG/Tag) wurde sogar eine erhöhte Anzahl teilweise schwerer Nebenwirkungen und auch ein Anstieg der Mortalität beschrieben.

Vor diesem Hintergrund raten die Leitlinien der amerikanischen Leberstudiengruppe (AASLD 2010) von einer Therapie der PSC mit UDC ab, während die EASL-Leitlinien (2009) eine UDC-Behandlung bei PSC-Patienten mit langlaufender Colitis ulcerosa für erwägenswert diskutieren. Ob in Zukunft ein Derivat der UDC (24-nor Ursodeoxycholsäure) oder aber Obeticholsäure (OCA), ein Agonist des Farnesoid-X-Rezeptors, einen Nutzen finden wird, muss abgewartet werden.

▶ Glucocorticoide

Bislang fehlen Studien, die einen langfristigen Nutzen einer Glucocorticoidtherapie, weder als Monotherapie, noch in Kombination mit UDC nachweislich erbracht hätten (Sonderform IgG4-positive PSC, ☞ Kap. 3.7.). Eine kleine Studie an 21 Patienten, welche Budesonid erhielten, führte zu einer gewissen Verbesserung der Aktivität der Cholestaseparameter und der Transaminasen, jedoch auch zu vermehrtem Knochenabbau. Eine Indikation für eine Cortisontherapie + UDC ergibt sich möglicherweise bei nachgewiesenem AIH-/PSC-Überlappungssyndrom.

▶ Methotrexat

Die ersten Daten über diese Substanz waren hinsichtlich einer Verbesserung der Leberwerte erfolgreich. Dieser Erfolg konnte jedoch in einer doppelblinden randomisierten Studie nicht bestätigt werden, auch nicht in Kombination mit UDC.

▶ Ciclosporin

Eine Untersuchung mit Ciclosporin ergab einen Abfall der Aktivität der alkalischen Phosphatase als einzigen Effekt.

▶ **Azathioprin**

Die Substanz wird bei autoimmunen Lebererkrankungen vor allem in der Akuttherapie und, in höherer Dosierung, als Erhaltungstherapie eingesetzt. Azathioprin besitzt auch eine Indikation in der Langzeitbehandlung eines M. Crohn, welcher, wenn auch seltener im Vergleich zur Colitis ulcerosa, bei PSC-Patienten vorkommen kann. Kontrollierte Untersuchungen über Azathioprin bei PSC fehlen.

▶ **Metronidazol**

Die Kombination von Metronidazol + UDC führte in einer kontrollierten Untersuchung (n=80) im Vergleich zu einer Kontrollgruppe (UDC + Plazebo) zu einem Rückgang der Aktivität der alkalischen Phosphatase und des neuen Mayo-Risk Scores (Mayo-Risk-Score ☞ Talwalkar J.A., Liver Transpl. 2000; 6: 753-758), blieb jedoch ohne nachweisbaren Nutzen hinsichtlich der Krankheitsprogression.

▶ **Medikamentöse Zusatztherapie**

Eine Osteoporose scheint bei der PSC ebenso häufig zu sein wie bei der PBC. Die Behandlung erfolgt nach den selben Grundsätzen (☞ Kap. 4., Tab. 4.2).

Dasselbe gilt auch für den oftmals vorhandenen, hartnäckigen Pruritus. Auch hier ist die Therapie identisch wie bei der PBC (☞ Kap. 4., Tab. 4.2).

Bedingt durch die Veränderungen an den Gallengängen sind Patienten mit PSC oftmals durch schwere, häufig rezidivierende Cholangitiden bedroht. Cephalosporine mit Antipseudomonadenaktivität plus Metronidazol sind in derartigen Fällen sinnvoll.

■ **Endoskopische Therapie**

Allgemein gilt, dass dominante Strikturen endoskopisch angegangen werden sollten. Allerdings muss einschränkend bedacht werden, dass bei Patienten in einer skandinavischen Studie (n=125), knapp die Hälfte davon mit dominanten Strikturen, nachverfolgt bis zu 1 Jahr, ein Nutzen der endoskopischen Therapie nicht nachgewiesen werden konnte, was zu der Folgerung führte, dass ein wesentlicher Einfluss dieser anatomischen Veränderungen auf die Cholestase bei PSC fraglich erscheint.

Verglichen mit dem Mayo-Klinik-Prognose-Modell ergab sich jedoch in 2 Untersuchungen ein Nutzen der Dilatation dann, wenn gleichzeitig UDC eingenommen wurde.

Trotz dieser unsicheren Ergebnisse wird vielerorts die Ballondilatation einer dominanten Striktur und auch ein Kurzzeitstenting unter Antibiotikaprophylaxe durchgeführt. Nicht besonders muss darauf hingewiesen werden, dass sich hinter einer dominanten Striktur auch ein cholangiozelluläres Karzinom verbergen kann, so dass in solchen Fällen die Durchführung einer Bürstenzytologie (ggf. IDUS-Cholangioskopie) anzuraten ist.

■ **Chirurgische Therapie**

▶ **Lebertransplantation**

Die Lebertransplantation ist das Verfahren der Wahl bei Patienten mit fortgeschrittener Erkrankung. Die Überlebensraten nach Lebertransplantation sind gut (☞ Abb. 3.2). Unverändert schwierig ist jedoch das Timing zur Vornahme dieses Eingriffs, insbesondere auch unter dem Aspekt der Entwicklung eines cholangiozellulären Karzinoms.

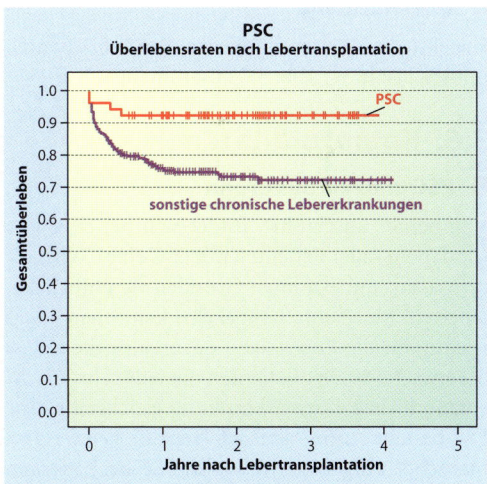

Abb. 3.2: PSC – Überlebensraten nach Lebertransplantation. Modifiziert nach Weismüller T. J. et al., J. Hepatol 2008; 48, Suppl 1:38-57.

▶ **Kann die PSC nach Lebertransplantation erneut auftreten?**

Nach 5 Jahren kann dies in einer Größenordnung um 12 %, nach 10 Jahren in einer Größenordnung von 20 % der Fall sein. Unklar ist bisher, welcher

Patient nach der Transplantation diesen Verlauf zu fürchten hat. Tritt eine Rekurrenz der Erkrankung auf, muss mit einer Progression bei etwa 1/3 der Fälle gerechnet werden.

Alles in allem muss bis heute die Lebertransplantation als einzige kurative Behandlungsmodalität bei Patienten im Endstadium einer PSC betrachtet werden und dies vor dem Hintergrund einer statistisch mittleren Überlebensrate von etwa 10-12 Jahren bei unbehandelter Erkrankung.

▶ Wie verläuft die begleitende chronisch-entzündliche Darmerkrankung nach einer Lebertransplantation?

Der Verlauf einer Colitis ulcerosa nach Lebertransplantation bei Patienten mit PSC war lange Zeit unklar. Jetzt liegt eine erste Untersuchung von 77 Patienten vor, die an einer einzigen Klinik vor und nach erfolgter Lebertransplantation beobachtet wurden. Unter fortlaufender immunsuppressiver Therapie blieb die Colitis ulcerosa in den meisten Fällen nicht nur stumm, sondern verbesserte sich auch bei den meisten Patienten im Verlauf (U. Navaneethan et al., Aliment. Pharmacol. Ther. 2012; 35:1054-1063).

■ Überwachung

Die aktuelle Überwachungsstrategie bei Patienten mit PSC ist in ☞ Abb. 3.3 zusammengefasst.

3.6. Komorbiditäten

■ PSC und Morbus Crohn

Wie bereits ausgeführt, findet sich bei ca. 80 % (und mehr) aller Patienten mit PSC eine Colitis ulcerosa, aus unbekannten Gründen wesentlich seltener ein M. Crohn. Umgekehrt kann man – was wichtig für die Praxis ist – davon ausgehen, dass bei etwa 3-5 % aller Patienten mit einer chronisch-entzündlichen Darmerkrankung gleichzeitig eine PSC besteht. Aufmerksamen Hepatologen war immer schon aufgefallen, dass eine PSC bei Patienten mit M. Crohn anders, meistens "milder" zu verlaufen schien im Vergleich zu solchen, die simultan eine Colitis ulcerosa aufwiesen. Jetzt liegt eine englische Studie zu dieser Frage vor, die vermuten lässt, dass eine PSC, assoziiert mit einem M. Crohn, möglicherweise einen besonderen klinischen Phänotyp repräsentiert. Es zeigte sich zunächst, dass ein M. Crohn-Befall des Ileums bei Patienten mit PSC und M. Crohn wesentlich seltener auftrat als bei M.Crohn-Patienten ohne PSC (6 % vs. 31 %).

Darüber hinaus wiesen 22 % der PSC-/Morbus Crohn-Patienten eine *small-duct*-PSC auf, signifikant different zu nur 6 % der Fälle bei einer PSC/Colitis ulcerosa Vergleichsgruppe.

Besonders bemerkenswert war die deutlich seltenere Krankheitsprogression bei den Crohn-Patienten, was letztendlich zu einem verlängerten Überleben in dieser besonderen Patientengruppe führte.

■ PSC, Colitis ulcerosa und colorektales Karzinom

Bekannt ist, dass Patienten mit PSC und chronisch-entzündlichen Darmerkrankungen (CED) vom Typ einer Colitis ulcerosa ein erhöhtes colorektales Karzinomrisiko aufweisen. ☞Abb. 3.4 zeigt, dass Patienten mit Colitis ulcerosa, welche gleichzeitig an einer PSC leiden, über die Zeit ein wesentlich erhöhtes colorektales Karzinomrisiko aufweisen ($p < 0,01$) im Vergleich zu solchen mit alleiniger Colitis (ohne PSC).

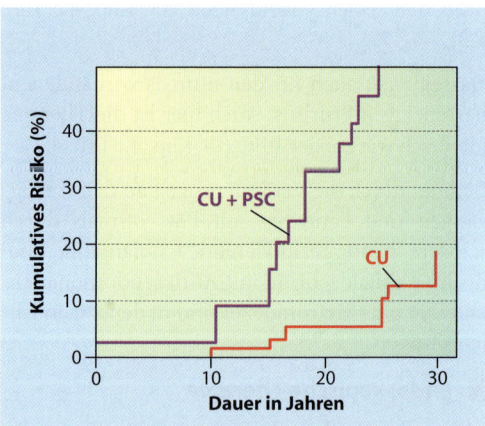

Abb. 3.4: Kummulatives Risiko der Entwicklung eines colorektalen Karzinoms bei Patienten mit PSC und Colitis ulcerosa im Vergleich zu Patienten mit Colitis ulcerosa ohne PSC. Modifiziert nach N.M. Brommé et al., Hepatology 22; 1995:1404.

Diese Beobachtung, hauptsächlich an Patienten mit Colitis ulcerosa, führte zu der Frage, ob ein identisches Risiko auch bei Patienten, die keine Colitis ulcerosa, sondern einen M. Crohn neben ihrer PSC aufweisen, besteht.

3.6. Komorbiditäten

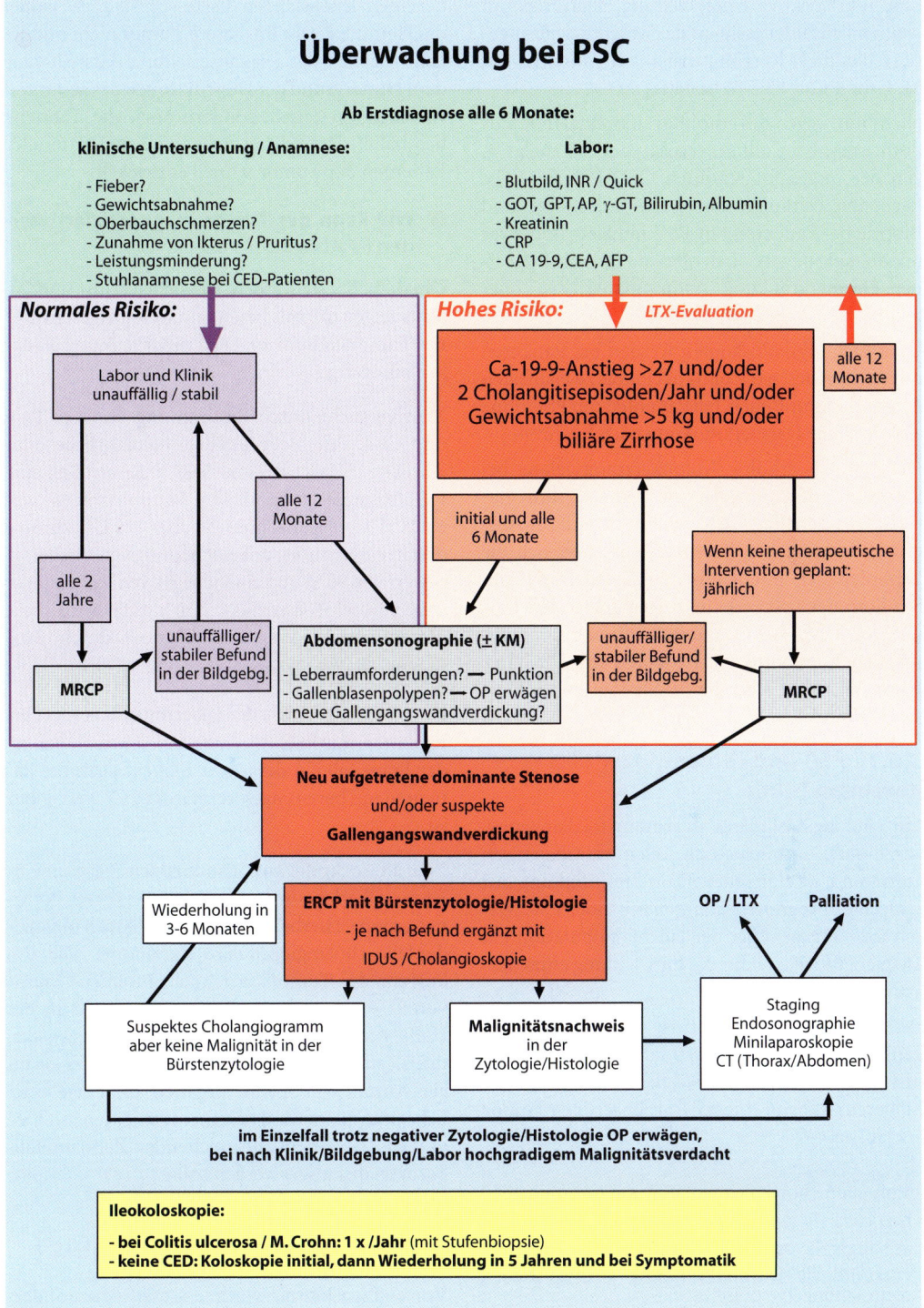

Abb. 3.3: Überwachungsstrategie bei Patienten mit PSC. Modifiziert nach T. J. Weismüller et al., Gastroenterologe 2012, 7:483-492.

Eine retrospektive Untersuchung, allerdings mit kleinen Fallzahlen, scheint das wesentlich geringere (fehlende ?) Karzinomrisiko bei Patienten mit M. Crohn und PSC zu bestätigen.

Nicht nur wegen des erhöhten colorektalen Karzinomrisikos bei Colitis ulcerosa, sondern auch wegen der insgesamt erhöhten CED-Prävalenz, ist nach den Leitlinien eine hohe Koloskopie und Biopsie bei Patienten mit PSC indiziert und zwar unabhängig davon, ob der Patient hinsichtlich seiner Darmerkrankung symptomatisch ist oder nicht.

Überwachungskoloskopien werden bei Patienten mit nachgewiesener Colitis in ein- bis zweijährigen Abständen empfohlen, bei Patienten mit PSC ohne entzündliche Darmerkrankung nach 5 Jahren.

Die deutlich erhöhte Kolonkarzinomgefahr bei Patienten mit Colitis ulcerosa und PSC führt natürlich zu der Frage der Chemoprävention. Aufgrund der aktuellen Datenlage sprechen sich die Leitlinien der amerikanischen Gesellschaft zum Studium der Lebererkrankungen gegen den Einsatz von UDC zur Chemoprävention eines colorektalen Karzinoms bei Patienten mit PSC aus. Umso wichtiger sind die regelhaften endoskopischen Kontrollen.

3.6.1. PSC und cholangiozelluläres Karzinom (CCC)

Ein cholangiozelluläres Karzinom (Gallengangskarzinom), intrahepatisch oder extrahepatisch auftretend, ist eine seltene Tumorerkrankung mit schlechter Prognose. Patienten mit einer PSC weisen jedoch gegenüber der Normalpopulation ein 161faches Risiko (!) für die Entwicklung eines derartigen Karzinoms auf.

Während der typische Patient mit einem Gallengangstumor zwischen 50-70 Jahre alt ist, gilt dies nicht für Patienten mit PSC, die typischerweise in jüngerem Alter an einem derart bösartigen Tumor erkranken.

> Von allen cholangiozellulären Karzinomen gehen etwa 1/3 auf Patienten mit PSC zurück, unabhängig davon, ob gleichzeitig eine chronisch-entzündliche Darmerkrankung vorliegt oder nicht.

Weist ein Patient eine PSC auf, liegt das Karzinomrisiko in einer Größenordnung um 1 % pro Jahr, bei einem lebenslangen Risiko von 10-15 %, wobei das Heimtückische an diesem Tumor nicht nur die Schwierigkeit der Diagnosestellung darstellt (vor dem Hintergrund der Destruktionen des gesamten Gallengangsystems), sondern auch die Tatsache beinhaltet, dass sich bei mehr als einem Drittel aller Patienten der Tumor schnell entwickelt.

■ Wie kann der Tumor diagnostiziert werden (☞Abb. 3.5)?

Oberbauchbeschwerden, Gewichtsverlust und Ikterus zeigen oftmals bereits ein weit fortgeschrittenes Tumorstadium an. Die Früherkennung ist daher schwierig.

Man versucht durch Bestimmung von CA 19-9 und CEA, durch regelmäßige halbjährliche oder jährliche Ultraschall- und MRCP-Kontrollen eine Frühdiagnose. Von diesen Serummarkern war eine CA 19-9-Konzentration über 129 U/l, zumindest in einer Studie, mit einem positiven Vorhersagewert von 96 % und einem negativen Vorhersagewert von 99 % assoziiert. Unterstützt wird diese Bemühung um eine Frühdiagnose durch Bürstenzytologie und Biopsie.

Die guten Ergebnisse der Lebertransplantation bei Patienten mit PSC (☞ Abb. 3.2) führten auch zu der Frage, ob ein derartiger Eingriff auch bei Patienten mit bereits nachweisbarem CCC vertretbar ist.

Eine ältere Studie aus Skandinavien ergab eine 5-Jahres-Überlebensrate von 35 % bei dieser Personengruppe. Hierbei handelt es sich jedoch um inzidentelle cholangiozelluläre Karzinome. Die Rekurrenz des Tumors war hoch: In einer Gruppe von 91 Patienten trat der Tumor in mehr als der Hälfte der Fälle erneut auf, so dass zum gegenwärtigen Zeitpunkt, auch unter dem Aspekt der geringen Anzahl von Spenderorganen, die Frage einer Lebertransplantation bei einem Patienten mit PSC und CCC in einem entsprechenden Zentrum fallbezogen diskutiert werden sollte.

3.7. IgG4-assoziierte PSC (IAC)

Vor einigen Jahren wurde erstmals eine Sonderform einer PSC, die bei etwa 9 % der Patienten auftritt, beschrieben, charakterisiert durch eine Erhöhung der IgG4-Konzentration im Serum.

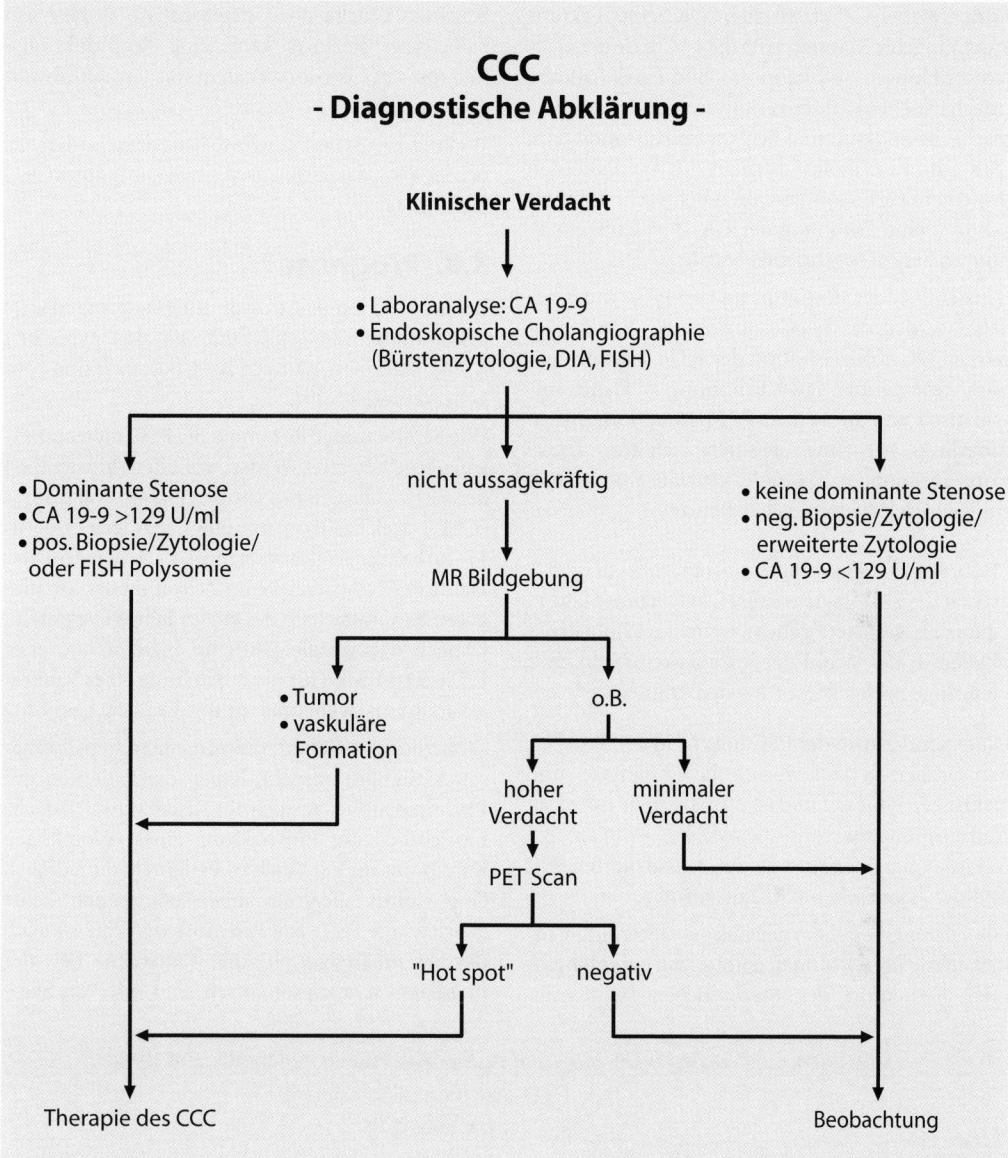

Abb. 3.5: Diagnostische Abklärung. FISH=Fluoreszenz-in-situ-Hybridisierung (zytogenetischer Test); DIA=Digitale Bildanalyse. Modifiziert nach Blechacz JB. et al., Hepatology 2008; 48:308-321.

Anders als bei der "klassischen" PSC, einer Erkrankung jüngerer Männer, tritt die IAC häufig bei älteren Männern auf, kann das Bild eines "akuten (mechanischen)" Ikterus imitieren und somit klinisch, zumindest initial, schwer einzuordnen sein. Dies gilt umso mehr, als nicht nur bei Patienten mit einem CCC, sondern auch bei solchen mit einer IAC eine Erhöhung der CA 19-9-Konzentration im Serum beschrieben wurde.

Hinsichtlich der Bestimmung von IgG4 muss bedacht werden, dass bei Gesunden nur 3-6 % der gesamten IgG-Konzentration der IgG4-Klasse angehört. Eine geringe IgG4-Erhöhung ist daher unspezifisch und auf keinen Fall pathognomonisch. Allerdings ist eine deutlich erhöhte IgG4-Konzentration (> 134 mg/dl) für die Erkrankung ein wichtiger diagnostischer Baustein.

> Neben der IgG4-Konzentration hilft diagnostisch die Histologie weiter. Die Diagnose kann dann als gesichert gelten, wenn IgG4-positive Zellen in der Wand der intrahepatischen Gallengänge nachgewiesen werden können.

Diese Sonderform der PSC nimmt in der Regel einen raschen Verlauf, weist hohe Cholestase- und Nekroseenzyme auf und ist oftmals auch mit einer Autoimmunpankreatitis assoziiert. ☞ Tab. 3.2 fasst die Charakteristika der IgG4-assoziierten PSC und der "klassischen PSC" zusammen.

Die *Therapie* besteht in der Gabe von Steroiden, initial 40 mg über 1 Monat, gefolgt von einer langsamen Reduktion der Steroiddosen in 5 mg-Schritten/Woche über insgesamt ca. ¼ Jahr. Im Falle eines Rezidivs kann eine Re-Induktionstherapie mit Cortison versucht werden, additiv mit Azathioprin.

Wichtig ist, darauf hinzuweisen, dass, anders als bei der PSC, das Risiko der Entwicklung eines CCC nicht besteht!

3.8. Prognose

Bei der PSC handelt es sich um eine progrediente Erkrankung, die schließlich zu den typischen Komplikationen, nämlich zur Cholestase und zum Leberversagen führt.

Wie bereits ausgeführt, muss die PSC auch als Präkanzerose bewertet werden, vor allem hinsichtlich der Entwicklung eines cholangiolären Karzinoms (CCC), welches man mit einer Inzidenz von 10-15 % besonders fürchtet. Ein CCC wird in der Hälfte der Fälle bereits zum Zeitpunkt der Erstdiagnose bzw. innerhalb des ersten Jahres festgestellt. Danach beträgt die jährliche Inzidenzrate etwa 1,5 %. Das Risiko für die Entstehung eines Pankreaskarzinoms ist ebenfalls und etwa 14-fach erhöht.

Zusätzlich zur Gefahr, die von einem hepatobiliären Malignom ausgeht, haben die Patienten mit PSC ein deutlich vermehrtes Risiko (etwa 10-fach) hinsichtlich der Entwicklung eines colorektalen Karzinoms im Vergleich zu Patienten, die lediglich eine Colitis ulcerosa aufweisen, jedoch keine gleichzeitige PSC. Die Prognose der PSC ist auch davon abhängig, ob die Patienten bei der Erstdiagnose symptomatisch sind oder ob Sym-

Unterschiede zwischen IgG4-assoziierter sklerosierender Cholangitis und PSC		
	IgG4-assoziierte sklerosierende Cholangitis	PSC
Alter	älter	jung
Initialsymptom	obstruktiver Ikterus	Leberfunktionsstörung

Begleiterkrankungen
  Chron.-entz. Darmerkrankungen
  Sklerosierende Erkrankungen
	
	selten
	häufig
		
		manchmal
		selten

Erhöhte Serumkonzentration von IgG4	häufig	selten
Infiltration mit IgG4-pos. Zellen	viele	selten
Ansprechen auf Steroide	gut	schlecht
Prognose	gut	progredient

Tab. 3.2: IgG4-assoziierte PSC und "klassische" PSC. Modifiziert nach T. Kamisawa et al., Ann. Hepatol. 2011; 10: 552-555.

ptome der Erkrankung fehlen (☞ Abb. 3.6 und 3.7). Der Unterschied ist hoch signifikant.

Der Einfluss einer begleitenden Colitis auf die Prognose wird unterschiedlich beurteilt: In einer ersten Studie war das Transplantations-freie Überleben dieser Patientengruppe wesentlich reduziert. Ein Ergebnis, das eine zahlenmäßig große (n=222) unlängst publizierte Nachsorgestudie nicht bestätigen konnte: Adaptiert an den Schweregrad der zugrunde liegenden Hepatopathie, ergab sich in dieser Studie kein Einfluss einer begleitenden Colitis ulcerosa auf die langfristige Prognose.

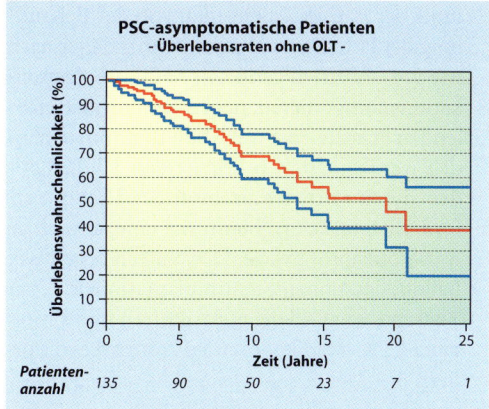

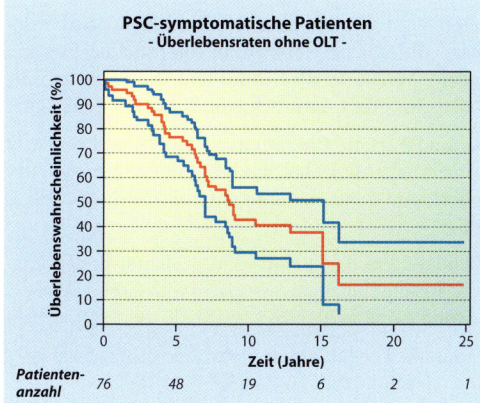

Abb. 3.6: Transplantations-freies Überleben (rot) [+ 95 % Konfidenzintervall (blau)] bei 211 Patienten mit symptomatischer PSC. Modifiziert nach Claessen M.M.H. et al., J.Hepatol. 2009; 50:158-164.

Im Gegensatz zur klassischen ("*large duct*") PSC mit einer mittleren Überlebensrate von 10-12 Jahren ist die Prognose von Patienten mit *small-duct*-PSC wesentlich besser: Eine große skandinavische Studie bestätigte bei einer Nachverfolgungszeit von 106 Monaten diese Annahme sowohl hinsichtlich der Entwicklung eines cholangiozellulären Karzinoms als auch hinsichtlich der Überlebensraten.

Noch einmal sei betont: Die Gefahr der Entwicklung eines cholangiozellulären Karzinoms besteht bei Patienten mit *small-duct*-PSC nicht bzw. nur dann, wenn sich im Laufe der Zeit die *small-duct*-PSC zur klassischen ("*large-duct*") PSC weiter entwickelt hat.

Abb. 3.7: Transplantations-freies Überleben (rot) [+ 95 % Konfidenzintervall (blau)] bei 211 Patienten mit asymptomatischer PSC. Modifiziert nach Claessen M.M.H. et al., J.Hepatol. 2009; 50:158-164.

Lebensrettend ist, wie betont, die LTx bei fortgeschrittener Erkrankung mit guter langfristiger Überlebenschance, wenn noch kein Malignom vorliegt. Typischerweise verbessert sich nach LTx auch die Begleitcolitis unter langdauernder Immunsuppression.

3.9. *Fazit für die Praxis*

▶ Die meisten Patienten mit PSC, doppelt so viele Männer wie Frauen, sind asymptomatisch und werden zufällig aufgrund erhöhter Leberwerte, insbesondere erhöhter alkalischer Phosphatase, entdeckt, manchmal im Zusammenhang mit Blutuntersuchungen bei einer gleichzeitig vorhandenen chronisch-entzündlichen Darmerkrankung. Die Laborchemie zeigt eine Cholestase. Bildgebende Verfahren (MRCP) weisen Strukturveränderungen an den intra- und extrahepatischen Gallengängen auf. Bei einem Teil der Patienten mit *small-duct*-PSC bzw. PSC/AIH-Overlapsyndrom, ist eine Leberbiopsie richtungsweisend.

▶ Bis auf die (seltenen) Fälle von IgG4-positiver PSC, die mit immunsupprimierenden Medikamenten gut behandelt werden können, gibt es zur Therapie der klassischen PSC bisher keine Medikamente, die den Verlauf der Erkrankung positiv beeinflussen, die Gefahr der Entwicklung eines cholangiolären Karzinoms reduzieren und/oder Dysplasien/Neoplasien im Kolon verhindern könnten. Die medikamentöse Therapie der PSC ist – sieht man von der Behandlung der PSC-Komplikationen ab – daher nach wie vor unbefriedigend. Als häufigste Komplikationen imponieren, neben dem oftmals quälenden Pruritus (der mit Cholestyramin behandelt werden kann), rezidivierende Cholangitiden, die eine massive antibiotische Therapie erforderlich machen, ebenso wie eine langzeitige Antibiotikaprophylaxe. Der Nutzen repetitiver Ballondilatationen/Stentimplantationen zur Therapie von Gallengangstrikturen und simultaner UDC-Medikation wird kontrovers diskutiert.

▶ Die gefährlichste Komplikation ist das cholangiozelluläre Karzinom (CCC). Das Risiko der Entwicklung dieses Tumors ist sehr hoch und der Tumor tritt oftmals früh im Verlauf der Erkrankung auf. Seine rechtzeitige Diagnose ist unverändert schwierig.

▶ Einzig kurativ ist die Lebertransplantation mit guten 5- und 10-Jahres-Überlebensraten, trotz der Gefahr des Wiederauftretens der PSC im Transplantat, nach Literaturangaben in einer Größenordnung von 5-37 % (wobei die Variationsbreite Unterschiede im *follow-up* und vor allem in den (unterschiedlichen) diagnostischen Kriterien begründet ist). Bei der schwierigen Vorhersage der Prognose der Erkrankung auf der einen Seite und dem zweifelsohne erhöhten Risiko eines CCC auf der anderen Seite ist das *Timing* zur Vornahme einer LTx außerordentlich schwierig.

▶ Patienten mit PSC leiden überdurchschnittlich häufig an einer chronisch-entzündlichen Darmerkrankung vom Typ einer Colitis ulcerosa. Das colorektale Karzinomrisiko dieser Patientengruppe ist deutlich erhöht, so dass jährliche bis zweijährliche hohe Kontrollkoloskopien angeraten werden. Die (wenigen) Patienten mit M. Crohn bei PSC scheinen ein niedriges (fehlendes?) Kolonkarzinomrisiko aufzuweisen.

▶ Die *small-duct*-PSC ist nur feingeweblich nachweisbar. Die Prognose dieser Erkrankung (Frühform einer PSC?) ist gut, das Risiko eines CCC nicht erhöht.

Literatur

Alswat K. et al., The spectrum of sclerosing cholangitis and the relevance of IgG4 elevations in routine practice, Am J. Gastroenterol. 2012; 107: 56-63

Boonstra K. et al., Epidemiology of primary sclerosing cholangitis and primary biliary cirrhosis: A systematic review, J. Hepatol. 2012; 56: 1181-1188

Braden B. et al., Risk for colorectal neoplasia in patients with colonic Crohn's disease and concomitant primary sclerosing cholangitis, Clin. Gastroenterol. Hepatol. 2012; 10: 303-308

Brandsaeter B. et al., Liver transplantation for primary sclerosing cholangitis; predictors and consequences of hepatobiliary malignancy, J. Hepatol. 2004; 40: 815-822

Chapman M. H. et al., Cholangiocarcinoma and dominant strictures in patients with primary sclerosing cholangitis: A 25-year single-centre experience, Europ. Gastroenterol. Hepatol. 2012; 24: 1051-1058

Eaton J.E. et al., High-dose ursodeoxycholic acid is associated with the development of colorectal neoplasia in patients with ulcerative colitis and primary sclerosing cholangitis, Am J. Gastroenterol. 2011; 106: 1638-1645

Garioud A. et al., Characteristics and clinical course of primary sclerosing cholangitis in France: A prospective cohort study, Eur. J. Gastroenterol. Hepatol. 2010; 7: 842-847

Halliday J.S. et al., A unique clinical phenotype of primary sclerosing cholangitis associated with Crohn's disease, J.Crohn´s Colitis 2012; 6: 174-181

Kamisawa T. et al., IgG4-related sclerosing cholangitis, Ann. Hepatol. 2011; 10: 552-555

Krones E. et al., Evolving concepts in primary sclerosing cholangitis, Liver International 2012; 352-369

Lindström L. et al., High dose ursodeoxycholic acid in primary sclerosing cholangitis does not prevent colorectal neoplasia, Alimentary Pharmacology & Therapeutics 2012; 35: 451-457

Nakazawa T. et al., Diagnostic criteria for IgG4-related sclerosing cholangitis based on cholangiographic classification, J Gastroenterol. 2012; 47: 79-87

Navaneethan U. et al., Severity of primary sclerosing cholangitis and its impact on the clinical outcome of Crohn's disease, J.Crohns Colitis 2012; 6: 674-680

Navaneethan U. et al., The impact of ulcerative colitis on the long-term outcome of patients with primary sclerosing cholangitis, Aliment. Pharmacol. Ther. 2012; 10: 1365-2036

Navaneethan U. et al., The effects of liver transplantation on the clinical course of colitis in ulcerative colitis pathients with primary sclerosing cholangitis, Aliment. Pharmacol. Ther 2012; 35: 1054-1063

Navaneethan U. et al., Impact of budesonide on liver function tests and gut inflammation in patients with primary sclerosing cholangitis and ileal pouch anal anastomosis, J. Crohn's Colitis 2012; 6: 536-542

Ngu J.H. et al., Inflammatory bowel disease is associated with poor outcomes of patients with primary sclerosing cholangitis, Clin. Gastroenterol. Hepatol. 2011: 9: 1092-1097

Rudolph G. et al., In PSC with colitis treated with UDCA, most colonic carcinomas develop in the first years after the start of treatment, Dig. Dis. Sci. 2011; 56: 3624-3630

Triantos C.K. et al.: Meta-analysis: Ursodeoxycholic acid for primary sclerosing cholangitis. Aliment. Pharmacol.Ther.2011; 34:901-910.

Ohara H. et al., Clinical diagnostic criteria of IgG4-related sclerosing cholangitis 2012. J. Hepato-Biliary-Pancreatic Sciences 2012; 19: 536-542

O'Toole A. et al., Primary sclerosing cholangitis and disease distribution in inflammatory bowel disease, Clin. Gastroenterol. Hepatol. 2012; 10: 439-441

Shu H.J. et al., IgG4-related sclerosing cholangitis with autoimmune pancreatitis and periaortitis: Case report and review of the literature. J. Dig. Dis. 2012; 13: 280-286

de Valle M.B. et al., Mortality and cancer risk related to primary sclerosing cholangitis in a Swedish poupulation-based cohort, Liver International 2012; 32: 441-448

Weismüller T.J. et al., Sklerosierende Cholangitiden, Gastroenterologe 2012; 7: 483-492

Primär biliäre Zirrhose (PBC)

4. Primär biliäre Zirrhose (PBC)

4.1. Definition

Bei der PBC handelt es sich um eine chronische, nicht eitrige, destruierende Cholangitis, wobei die Erkrankung mit fortschreitender Entzündung zur Zerstörung der Gallengänge führt und schließlich in einer Leberzirrhose mündet. Die Erkrankung befällt vorwiegend Frauen und kommt weltweit vor.

4.2. Ätiologie und Epidemiologie

Die Ätiologie der PBC ist nicht bekannt. Eine genetische Prädisposition gilt jedoch aufgrund familiärer Häufung der Erkrankung als gesichert. Die Prävalenz der PBC ist bei Verwandten 1. Grades etwa 100fach größer im Vergleich zur Allgemeinbevölkerung. Eine Reihe zusätzlicher Faktoren wird diskutiert (Viren, toxische Gallensäuren, Bakterien). Diskutiert wird auch, dass ein (bisher nicht identifiziertes) "infektiöses Agens" in der Leber oder Galle eines Patienten mit entsprechendem genetischem Hintergrund eine Immunreaktion anstoßen könnte.

Lange Zeit galt die PBC als seltene Erkrankung. Heutzutage geht man von einer Prävalenz von etwa 25-38/100.000 Einwohner und Jahr und einer Inzidenz von 2,5-3,2/100.000 Personen aus.

4.3. Klinik und Diagnose

Die Krankheit beginnt schleichend, oftmals mit dem dominanten Symptom stark ausgeprägter Müdigkeit, ohne dass jedoch der Schweregrad der Müdigkeit mit der Aktivität der Grundkrankheit korreliert. Daneben klagen die Patienten typischerweise über (nächtlichen) Pruritus, der sich bei Wärme verstärkt. 20-70 % der PBC-Patienten leiden unter diesem oftmals sehr beeinträchtigenden Symptom. Ein beträchtlicher Teil der Patienten ist jedoch bei der Erstdiagnose asymptomatisch und nur auffällig aufgrund erhöhter Cholestaseparameter im Serum. Neben den dominanten Symptomen von Müdigkeit und Juckreiz, werden Sicca-Symptomatik (Augen, Mund), ein Raynaud-Syndrom aber auch in fortgeschrittenen Fällen die klinischen Zeichen einer Osteoporose mit entsprechender Schmerzsymptomatik beobachtet.

Kosmetisch störend können die Xanthelasmen (Augenlider, Ellenbogen, Fersen, Gesäß) sein, die bei etwa jedem 5.-10. Patienten mit PBC auffallen (und die nicht mit der Konzentration des Cholesterins im Serum korrelieren!).

Die klinische Untersuchung ist in der Regel wenig ergiebig. Ein Ikterus ist bei der Erstdiagnose ungewöhnlich. Spider naevi, Palmarerythem, Xanthelasmen können beobachtet werden, ebenso wie eine Hepatomegalie und, in Spätstadien, eine Milzvergrößerung.

Richtungsweisend sind die Laboruntersuchungen zur Erstdiagnose:

▶ Die meisten Patienten zeigen eine dominante Erhöhung der alkalischen Phosphatase und der γ-GT-Aktivität im Serum bei normalen (oder nur diskret erhöhten) Aktivitäten der Transaminasen und, wenn überhaupt, nur diskret erhöhter Bilirubinkonzentration.

Beobachtet man hingegen hohe Transaminasen, eine Gammaglobulinvermehrung in der Elektrophorese und/oder eine IgG-Konzentrationsvermehrung im Serum, besteht der dringende Verdacht auf ein Overlapsyndrom (☞ Kap.2., Tab. 2.1).

PBC-spezifisch und damit diagnoseweisend sind antimitochondriale Antikörper (AMA) vom Anti-M2-Typ. Die Antikörper richten sich gegen einen Enzymkomplex von Pyruvat-Dehydrogenase, verzweigtkettiger Ketoazid-Dehydrogenase und Ketoglutarat-Dehydrogenase. Die (spezifischen) Anti-M2-Antikörper haben als Zielantigen die E2-Komponente des Pyruvat-Dehydrogenasekomplexes.

Wichtig für die Praxis ist, dass zwar Anti-M2-Antikörper eine sehr hohe Sensitivität und Spezifität (> 95 %) für eine PBC besitzen – dennoch werden bis zu 15 % PBC-Patienten als AMA-negativ klassifiziert!

Da die weit verbreiteten Immunfluoreszenztests zum AMA-Nachweis negativ sein können, besteht die Gefahr, dass fälschlich eine "AMA-negative PBC" diagnostiziert wird. Wenn die Ergebnisse dieses Tests nur grenzwertig sind und/oder der spezifische Anti-M2-Antikörper nicht nachweisbar ist, empfiehlt sich, vor der Diagnose einer tatsächlich AMA-negativen PBC, nach Antikörpern mittels Komplementbindungsreaktion und Westernblot in einem Speziallabor zu suchen. Es zeigte sich, dass Testverfahren mit neuen rekombinanten Antigenen bei unklaren Fällen geeignet sind, Fälle von Anti-M2-negativer (Immunfloureszenztest) Personen zu reduzieren und damit die Anzahl der Patienten mit fälschlich "AMA-negativer PBC".

Bei zahlreichen Patienten mit einer PBC findet man zusätzlich eine Erhöhung der IgM-Konzentration im Serum (und die bei der PBC vorliegenden Autoantikörper sind überwiegend auch vom IgM-Typ).

Somit baut sich die Diagnose einer PBC mit dem Nachweis von mindestens zwei der nachfolgenden Kriterien auf:

- Laborchemischer Nachweis einer Cholestase (vor allem Aktivitätserhöhung der alkalischen Phosphatase)
- Nachweis von antimitochondrialen Antikörpern (Anti-M2)
- Histologischer Nachweis (wenn erfolgt)

AMA-negative Patienten oder solche, bei denen eine Zweiterkrankung vermutet wird, (z.B. eine NASH) sollten biopsiert werden. Dasselbe gilt auch für Fälle mit Verdacht auf ein Overlapsyndrom. Es muss betont werden, dass durch eine Leberbiopsie im Zweifelsfall nicht nur die Ätiologie der Erkrankung eingegrenzt werden kann, sondern dass auch die Einteilung der Erkrankung in unterschiedliche Schweregrade

▶ Stadium 1 = portale Entzündung und floride Gallengangsdestruktionen
▶ Stadium 2 = periportale Hepatitis/Interface-Hepatitis, auf das Leberläppchen übergreifend
▶ Stadium 3 = septales Stadium, progressive Fibrose
▶ Stadium 4 = Zirrhosestadium

prognostisch bedeutsam ist.

Bei Patienten mit Cholestase ist der Ausschluss einer Obstruktion der Gallengänge wichtig. Dies sollte auf nicht-invasivem Wege, z.B. mit einer MRCP erfolgen. Die Durchführung einer Elastographie kann wesentliche zusätzliche Informationen hinsichtlich des Fibrosestadiums geben und auch hilfreich sein bei der (prognostisch bedeutsamen) Frage, ob bereits eine Leberzirrhose vorliegt oder nicht.

4.4. Therapie

4.4.1. Medikamentöse Therapie

■ **Ursodeoxycholsäure (UDC)**

UDC ist das Mittel der Wahl zur Therapie der PBC in einer Dosierung von 13-15 mg/kgKG/Tag. Die Nebenwirkungen des Medikaments sind außerordentlich gering, eine Dosisadaptation ist auch bei einer gestörten Nierenfunktion nicht erforderlich.

Die besten Therapieerfolge erreicht man durch die Frühtherapie, was bedeutet, dass eine Behandlung rasch nach Diagnosestellung beginnen sollte. Früh verabreicht, führt die Behandlung bei Respondern zu einem transplantfreien Überleben, ähnlich wie bei einer (gesunden) Kontrollpopulation (☞ Abb. 4.1).

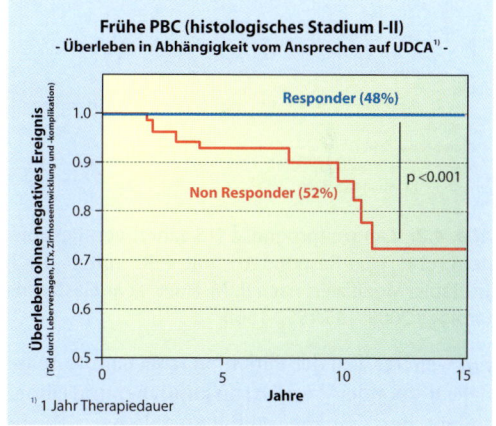

Abb. 4.1: Prognose bei Therapie im Frühstadium der PBC. Modifiziert nach Corpechot Ch. et al., J. Hepatol 2011; 55:1361-1367.

Wichtig ist die Dauertherapie, da eine Behandlungsunterbrechung regelhaft mit einem Rezidiv der Erkrankung assoziiert ist. Wenn ein Patient auf die Behandlung anspricht, bleibt zwar der AMA-Titer unverändert, die Aktivität der alkalischen Phosphatase nimmt jedoch um mehr als 40 % im Vergleich zur prätherapeutischen Aktivität ab, ebenso wie sich die Bilirubinkonzentration nach 1-jähriger Therapie normalisiert.

Diese Patientengruppe weist eine sehr gute langfristige Prognose mit einer 15-Jahres-Überlebensrate (ohne Transplantation) von über 90 % auf (☞ Abb. 4.2) auf.

Bei etwa 1/3 der Patienten, therapiert in Frühstadien (Stadium I und II), normalisieren sich die Laborwerte nach einiger Zeit vollständig, bei einem Teil der Patienten bleibt die Erkrankung jedoch aktiv. Diese "Non-Responder" weisen langfristig deutlich schlechtere Überlebensraten auf, im Vergleich zu Personen, die rasch, d.h. innerhalb eines Jahres, auf die Behandlung ansprechen (☞ Abb. 4.1 und Tab. 4.1).

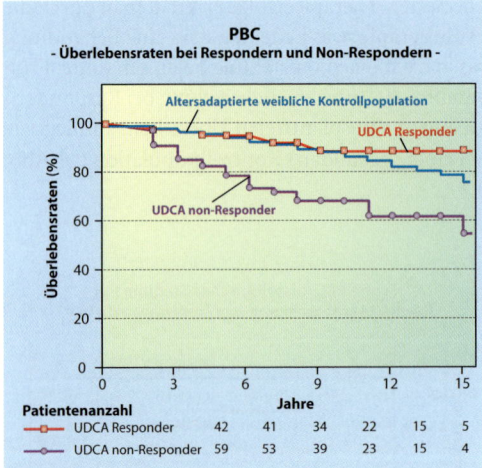

Abb. 4.2: Langzeitprognose (15 Jahre) von Respondern und Non-Respondern mit PBC unter UDC-Therapie. Modifiziert nach P.-M. Huet et al. Gastroenterology 2008; 135:1552-1560.

Ein weiterer Teil der Patienten (sogenannte "partielle Responder") verliert an klinischer und laborchemischer Krankheitsaktivität, ablesbar z.B. am Rückgang der Cholestaseparameter und der Bilirubinkonzentration, ohne dass sich jedoch diese Messwerte normalisieren.

Non-Responder, ebenso wie diese "partiellen Responder", benötigen grundsätzlich eine weiterführende Therapie, ohne dass jedoch bis heute eine solche etabliert ist. Vor diesem Hintergrund wurden Behandlungsversuche u.a. mit UDC und Cortison (Kombinationstherapie) bzw. UDC + Cortison + Azathioprin (Triple-Therapie) und UDC + Budesonid vorgenommen. Interessant sind erste Daten über eine "add-on"-Therapie bei inkompletten Respondern mit Benzafibrat in einer Dosis von 400 mg täglich mit bemerkenswert guten ersten Ergebnissen hinsichtlich des Cholestaseverlaufs (s.u.).

Bei dieser Patientengruppe ist ein Einschluss in kontrollierte Studien sinnvoll bzw. ihre Vorstellung in einem Leberzentrum – auch deswegen, da der langfristige Nutzen, z.B. bei einer Triple-Therapie aufgrund der derzeitigen Datenlage noch nicht als gesichert angesehen werden kann, vor allem nicht dann, wenn es sich bereits um eine fortgeschrittene PBC handelt.

4.4.2. Alternative Therapien

UDC ist derzeit das einzige zugelassene Medikament zur Therapie der PBC. Behandlungsversuche werden mit Immunsuppressiva wie Cortison, Azathioprin, Cyclosporin, Benzafibrat, Methotrexat und Mycofenolat-Mofetil (MMF) und auch mit Anti-CD 20 Antikörpern (Rituximab) unternommen.

▶ Methotrexat (MTX)

MTX wurde in kleineren Studien alleine oder in Kombination mit UDC und/oder Colchizin verabreicht, ohne dass jedoch eine Metaanalyse einen positiven Effekt hinsichtlich Mortalität oder der Notwendigkeit einer Lebertransplantation ergeben hätte. Auch die 10-Jahresresultate einer kontrollierten Untersuchun haben keinen Nutzen hinsichtlich des transplantatfreien Überlebens erbracht. Allerdings wurde ein potentieller Nutzen vor allem bei Frühstadien der Erkrankung beschrieben, so dass einige Hepatologen bei Patienten mit progredienter PBC unter UDC-Langzeittherapie Methotrexat additiv einsetzen.

▶ Cortison

Prednisolon verbessert bei Patienten mit PBC die Lebertests, führt jedoch zu einer deutlichen Verschlechterung der Mineralisierung des Knochenskeletts, so dass eine Langzeittherapie mit Cortison bislang beschränkt ist auf Patienten mit einem PBC-/AIH-Overlapsyndrom bzw. weitere immunologischer Zusatzerkrankungen.

▶ Colchizin

Colchizin hat bei Patienten mit PBC einen positiven Effekt auf die Konzentration von TNF-α und auf Zytokine, wie z.B. Interleukin-2. Eine Studie mit 60 Patienten zeigte, im Vergleich zur Plazebogruppe, eine signifikante Verbesserung der Aktivität der Transaminasen und der alkalischen Phosphatase und auch der Bilirubin- und Albuminkonzentration nach zwei Jahren. Die Mortalität aufgrund der Lebererkrankung war in der Therapiegruppe nach vier Jahren signifikant geringer im Vergleich zum Plazeboarm. In einer Plazebokontrollierten, prospektiven Studie (n=90) erhielten Patienten Colchizin, UDC oder Plazebo, wobei sich der lästige Juckreiz sowohl unter Colchizin, wie auch unter UDC verbesserte, der größte Einfluss auf die Aktivität der Cholestase- und Nekroseparameter wurde jedoch durch UDC erreicht. Nur unter UDC kam es zu dem (diagnostisch bedeutsamen) Bilirubinabfall.

▶ Obeticholsäure (OCA)

Im Jahre 2011 wurde eine Monotherapiestudie mit OCA in Form einer randomisierten Untersuchung an 59 Patienten mit PBC (definitive Diagnose 54 %, wahrscheinliche Diagnose 46 %) im Vergleich zu einer Plazebogruppe publiziert. In einer Dosis von 10-50 mg täglich (über 3 Monate) verbessert sich im OCA-Arm die Aktivität der alkalischen Phosphatase, γ-GT und GPT signifikant bereits bei niedriger Dosis. Allerdings wurde als wesentlichste Nebenwirkung, Dosis-abhängig, Pruritis beobachtet (Plazebogruppe: 30 %, 10 mg OCA: 70 %, 50 mg OCA: 94 % der Fälle), was zu einer beträchtlichen Abbruchrate führte. Der Stellenwert von OCA in der Therapie der PBC bleibt daher abzuwarten.

▶ Benzafibrat

Bereits 1999 wurde gezeigt, dass Benzafibrat in der Lage ist, die Aktivität der alkalischen Phosphatase und die IgM-Konzentration im Serum bei Patienten mit PBC im präzirrhotischen Stadium zu senken. Dies hat zu Überlegungen geführt, die Kombinationstherapie, bestehend aus UDC und Benzafibrat, bei (auf die Monotherapie mit UDC) refraktären Patienten einzusetzen. Soeben wird eine japanische Untersuchung (A. Honda et al., Hepatology 2013; 57: 1931-41) anhand von 31 Patienten vorgestellt, die alle auf eine UDC-Monotherapie nicht suffizient ansprachen. 19 dieser 31 Patienten erhielten zusätzlich zu UDC (600 mg/Tag) über 3 Monate 400 mg Benzafibrat.

Es konnte gezeigt werden, dass dieser Fettsenker nicht nur signifikant die Gesamtcholesterinkonzentration, LDL-Cholesterin und die Triglyceride, sondern auch signifikant die IgM-Konzentration und die Cholestasemarker senkte. Es wird sich zeigen, ob in Zukunft bei inkomplettem Ansprechen auf eine UDC-Monotherapie in der Frühphase einer PBC die Addition von Benzafibrat auch die langfristige Prognose zu erbessern vermag.

4.4.3. Zusatztherapie

Pruritus, Osteopenie und Osteoporose sind neben der Müdigkeit und der Sicca-Symptomatik die häufigsten extrahepatischen Manifestationen der Erkrankung. Tab. 4.1 fasst die derzeitigen Behandlungsmöglichkeiten dieser Komplikationen zusammen.

Müdigkeit ist ein hervorstechendes Symptom bei Patienten mit PBC, gegen die es bis heute kein wirksames Medikament gibt. Versucht wurde neben einem 5-HT$_3$-Antagonisten (Ondansetron) auch Fluoxetin (SSRI) und Modafinil. Letzteres Medikament zeigte in einer Studie bei schwerer Müdigkeit und Abgeschlagenheit bei etwa 70 % der Patienten einen Nutzen, allerdings auf Kosten von Nebenwirkungen wie Nervosität, Schlaflosigkeit und Kopfschmerzen.

▶ Pruritus

Zahlreich sind die Medikamente, die gegen den manchmal außerordentlich lästigen Juckreiz eingesetzt werden können. Colestyramin ist bei leichtem Juckreiz meist erfolgreich. Etwa die Hälfte der Fälle sprechen auf Opioidrezeptorantagonisten (Naloxon/Naltrexon) an. Allerdings treten manchmal Symptome des Opiatentzugs (Blutdruckerhöhung, Tachykardie, Angst) auf.

In der Praxis werden oft Antihistaminika eingesetzt. Sie sind nutzlos. Tab. 4.1 informiert über sequentielle Behandlungsmöglichkeiten des oftmals sehr schwer zu therapierenden Juckreizes.

▶ Osteoporose/Osteopenie

Wir supplementieren alle Patienten ab dem Start der Therapie oral mit Vitamin D3 (mindestens 1.000 I.E./Tag) und 1,5 g Calcium. Die Therapie mit Alendronat (70 mg/Woche) ist ebenfalls sinnvoll. Allerdings ist hierzu die Datenlage spärlich. Wichtig ist körperliche Aktivität, regelmäßig (und am besten im Freien) durchzuführen und vor al-

PBC - Therapiemodalitäten bei Pruritus und Osteoporose/Osteopenie	
Pruritus	• Colestyramin (oral bis maximal 16 g, aufgeteilt in 4 Tagesdosen, mit der Nahrung einzunehmen: UDC frühestens 2 Std. danach einnehmen) • Rifampicin (oral, bis 600 mg täglich über 6 Monate) • Sertralin (oral, 75-100 mg/Tag) • Opiatantagonisten • Naltrexon (oral, Dosis: 50 mg täglich, initial in zwei 25-mg-Dosen am 1.Tag aufgeteilt, danach Einmaldosis von 50 mg/Tag)
Osteopenie und Osteoporose	**Prävention:** • Vitamin D3 Supplementierung oral (indiziert für alle Patienten zur Verhütung der Osteomalazie) • Calciumcarbonat Supplementierung
	Therapie: • Etidronat (widersprüchliche Ergebnisse, indiziert bei gleichzeitiger Steroid-Medikation) • Alendronat (nur Einzeldaten, jedoch effektiv und sicher)

Tab. 4.1: Therapiemöglichkeiten bei Patienten mit PBC und Pruritus, Osteopenie/Osteoporose. Modifiziert nach C. Selmi et al., Lancet 2011; 377:1600-9.

lem in den Wintermonaten auch die Kontrolle des Vitamin D-Spiegels.

▶ Rauchen

Rauchen verschlechtert Dosis-abhängig das Fibrosestadium. Nikotin sollten daher alle Patienten mit PBC meiden (☞ Abb. 5.3)

4.4.4. Chirurgische Therapie

Die Lebertransplantation (LTx) hat die Überlebensraten von Patienten im Spätstadium der Erkrankung dramatisch verbessert. Die LTx-Indikation bei PBC ist identisch wie bei Patienten mit einer anderen Ätiologie ihrer dekompensierten Leberzirrhose. Sinnvoll erscheint, PBC-Patienten im Spätstadium der Erkrankung, vor allem dann, wenn ihr Bilirubin über 5 mg/dl und der MELD-Score über 12 Punkte ansteigt, in einem Transplantzentrum vorzustellen.

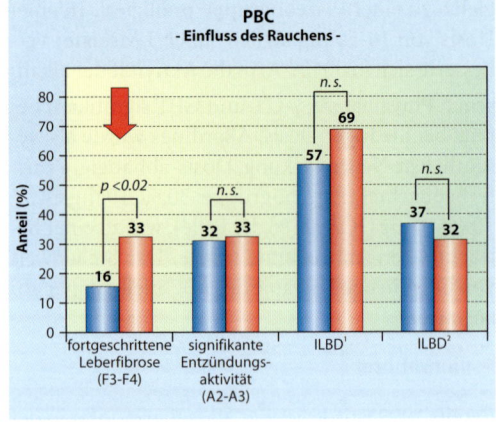

Abb. 4.3: Einfluss des Rauchens auf Leberfibrose und -entzündung bei Patienten mit PBC. 1: ILBD= Interlobuläre Gallengangsläsionen, floride; 2: ILBD= Rarifizierung der Gallengänge. **Rote Säulen:** Raucher. Modifiziert nach Corpechot Ch. et al., J. Hepatol 2012; 56:218-224.

Die Überlebenschancen nach LTx sind gut: 1-Jahres-Überlebensraten über 90 % und 5-Jahres-Überlebensraten von 80-85 % werden erreicht. Die Erkrankung kann bei etwa jedem 5. Patienten im Transplantat erneut auftreten – ist aber nur sehr selten mit einem Transplantversagen assoziiert. Im Serum können antimitochondriale Antikörper persistieren oder aber nach der Transplantation erneut auftreten.

4.5. Verlauf und Prognose

■ Wie verläuft die unbehandelte Erkrankung?

Die Krankheit verläuft, unbehandelt, sehr unterschiedlich. Immer wieder beobachtet man Patientinnen, die über viele Jahre, manchmal über ein Jahrzehnt (!), weitestgehend symptomfrei bleiben. Patienten, die nur laborchemisch antimitochondriale Antikörper aufweisen (jedoch noch keine Cholestase!) bleiben in der Regel sehr lange (bis 19 Jahre!) in diesem Stadium. Wenn die Diagnose dann im Frühstadium histologisch gesichert wird, bleiben im weiteren Verlauf nur noch etwa 1/3 der Patienten in diesem frühen Krankheitsstadium – die übrigen Patienten zeigen, allerdings sehr unterschiedlich in ihrer Häufigkeit, eine Progression.

> Etwa jeder 5. Patient ist bei der Erstdiagnose asymptomatisch. Er weist jedoch sämtliche laborchemischen und klinischen und auch histologischen Zeichen einer PBC auf.

Verglichen mit primär symptomatischen Patienten (mittlere Überlebensrate 7,5 Jahre) ist das Überleben bei primär asymptomatischen Personen (mittlere Überlebensrate 16 Jahre) signifikant besser. Ein Teil der Patienten, primär asymptomatisch, entwickelt durchschnittlich ca. 5 Jahre nach Erstdiagnose PBC-Symptome. Die Prognose dieser Personen unterscheidet sich langfristig nicht von denjenigen, die bei der Erstdiagnose bereits symptomatisch waren.

■ Wie sind die Überlebensraten in der UDC-Ära?

Bei 262 mit UDC therapierten Patienten zeigte sich langfristig ein Überleben ohne Lebertransplantation in einer Größenordnung von 84 % (10 Jahre) bzw. 66 % (20 Jahre). Bereits im Frühstadium therapiert, verstarben nach 10 Jahren (oder wurden transplantiert) lediglich 6 %, nach 20 Jahren 22 % - Überlebensraten, die identisch mit denjenigen einer Kontrollpopulation waren.

■ Wie kann der Verlauf beurteilt werden?

Neben der Klinik ist es sinnvoll, laborchemisch vor allem die Cholestaseparameter und die Bilirubinkonzentration im Verlauf zu testen.

Für die Praxis ist der Bilirubinverlauf außerordentlich wichtig. Er signalisiert gut den Krankheitsverlauf (☞ Tab. 4.2). Kein Wunder, dass die Bilirubinkonzentration im Serum auch in allen PBC-Prognosemodellen (Yale, Mayo und europäisches Modell) zusammen mit Lebensalter, Albumin und (partiell) Histologie einen wichtigen Stellenwert einnimmt. Auch posttransplantatorisch ist der Verlauf dieses einfach zu messenden Markers bedeutsam: Patienten, welche mit einem Bilirubinwert < 11 mg/dl transplantiert wurden, unterscheiden sich hinsichtlich der Überlebenswahrscheinlichkeit bereits innerhalb von 12 Monaten erheblich von derjenigen Patientengruppe, bei welcher eine Lebertransplantation mit einem Ausgangsbilirubinwert von > 19,6 mg/dl assoziiert war.

Bilirubin als Prognosefaktor	
Serum Bilirubin (2 Messwerte in 6-monatigen Abständen)	Mittlere Überlebensdauer (Jahre)
> 2 mg/dl	4,1 (2,7-6,1)
>6 mg/dl	2,1 (1,6-2,7)
>10 mg/dl	1,4 (1,1-1,8)

Tab. 4.2: PBC-Bilirubin als Prognosefaktor. Modifiziert nach J. M. Shapiro et al., GUT 1979;20 :137.

Liegt bereits eine Leberzirrhose vor, ist eine Gastroskopie in 1-3-jährigen Abständen empfehlenswert, um eine Ösophagusvaricosis bzw. eine portal-hypertensive Gastropathie auszuschließen. Regelmäßige Ultraschallkontrollen in dieser Patientengruppe sind sinnvoll zum Ausschluss eines HCCs. Knochendichtemessungen werden alle 2-4 Jahre empfohlen.

4.6. *Fazit für die Praxis*

▶ Die PBC, eine Autoimmunerkrankung, befällt überwiegend (> 90 %) Frauen, charakterisiert durch Müdigkeit, Juckreiz und progrediente Cholestase.

▶ Die Diagnose wird gesichert durch den Nachweis einer Erhöhung der alkalischen Phosphatase, dem Nachweis antimitochondrialer Antikörper (Anti-M2) und, wenn durchgeführt, der Histologie, welche 4 Stadien differenziert.

- Die Therapie besteht in der Gabe von Ursodeoxycholsäure in einer Dosis von 13 mg/kgKG/Tag. Die Behandlung soll früh einsetzen und kontinuierlich erfolgen.

- Patienten mit Pruritus sollten zunächst mit Colestyramin behandelt werden. Ein Abstand von 2-4 Stunden vor der Einnahme von UDC ist einzuhalten. Rifampicin und orale Opiatantagonisten können bei Versagen der Colestyramintherapie versucht werden.

- Die Behandlung und Prophylaxe der Osteopenie/Osteoporose sollte mit Vitamin D und Calcium, ggf. mit Alendronsäure erfolgen.

- In Frühstadien therapiert, haben Responder eine sehr gute Prognose.

- Die Lebertransplantation ist das Verfahren der Wahl für Spätstadien mit guter Prognose.

- Kontrolluntersuchungen umfassen die Leberwerte (Cholestaseparameter) und Bilirubin. Falls bereits ein Zirrhosestadium vorliegt, müssen endoskopisch bzw. bildgebend Ösophagusvarizen, bzw. eine portal hypertensive Gastropathie ausgeschlossen werden, ebenso wie ein HCC.

- Patienten mit progredienter Erkrankung sollten in Zentren behandelt werden. Medikamentenkombinationen von UDC mit Cortison, Methotrexat, Colchizin und Benzafibrat werden bei dieser Patientengruppe diskutiert – die optimale Behandlungsmodalität ist jedoch unbekannt.

Literatur

Baldursdottir T.R. et al., The epidemiology and natural history of primary biliary cirrhosis: A nationwide population-based study, Europ.J.Gastroenterol. & Hepatol. 2012; 24: 824-830

Bizzaro N. et al., Overcoming a "probable" diagnosis in antimitochondrial antibody negative primary biliary cirrhosis: Study of 100 sera and review of the literature, Clin. Rev. Allergy Immunol. 2012; 42: 288-297

Corpechot C. et al., Noninvasive elastography-based assessment of liver fibrosis progression and prognosis in primary biliary cirrhosis, Hepatology 2012; 56: 198-208

Corpechot C. et al., Smoking as an independent risk factor of liver fibrosis in primary biliary cirrhosis, J.Hepatol. 2012; 56: 218-224

Corpechot C. et al., Primary biliary cirrhosis and bile acids, Clin. Res. Hepatol. Gastroenterol. 2012; 36: Suppl. 1: S13-20

European Association for the Study of the Liver, EASL Clinical practice guidelines: Management of cholestatic liver diseases, J.Hepatol. 2009; 51: 237-267

Honda A. et al., Anticholestatic effects of bezafibrate in patients with primary biliary cirrhosis treated with ursodeoxycholic acid, Hepatology 2013; 57: 1931-1941

Imam H.M. et al., Long-term outcomes of patients with primary biliary cirrhosis and hepatocellular carcinoma, Clin. Gastroenterol. Hepatol. 2012; 10: 182-185

Imam M.H. et al., Pathogenesis and management of pruritus in cholestatic liver disease, J.Gastroenterol Hepatol. 2012; 27: 1150-1158

Iwasaki S. et al., The efficacy of ursodeoxycholic acid and bezafibrate combination therapy for primary biliary cirrhosis: A prospective, multicenter study, Hepatol Res. 2008; 38: 557-64

Leung J. et al., Colchicine or methotrexate, with ursodiol, are effective after 20 years in a subset of patients with primary biliary cirrhosis, Clin. Gastroenterol Hepatol. 2011; 9: 776-780

Lindor K.D. et al., Primary biliary cirrhosis, Hepatology 2009; 50: 291-308

Poupon R., Primary biliary cirrhosis: A 2010 update, J.Hepatol. 2010; 52: 745-758

Poupon R., Ursodeoxycholic acid and bile-acid mimetics as therapeutic agents for cholestatic liver diseases: an overview of their mechanisms of action. Clin. Res. Hepatol. Gastroenterol. 2012; Suppl. 1: S3-12

Selmi C. et al., Primary biliary cirrhosis, Lancet 2011; 377: 1600-1609

Tsuda M. et al., Biochemical and immunologic effects of rituximab in patients with primary biliary cirrhosis and an incomplete response to ursodeoxycholic acid, Hepatology 2012; 55: 512-521

PBC-Kontaktstellen der Deutschen Leberhilfe e.V.

5. PBC-Kontaktstellen der Deutschen Leberhilfe e.V.

Silvia Caspers
Vieux-Conde-Str. 14
52382 Niederzier
Tel. 02428/1669
E-Mail: Cquass4@aol.com

Maria Dippel
Leber-SHG Kassel
Friedenstr. 34
34121 Kassel
Tel. 0561/886492
mariadippel@gmx.de

Renate Eklund
Roggestr. 14c
21073 Hamburg
Tel. 040/7652548
renate.eklund@t-online.de

Rolf Goertz
Hepatitis-SHG
Kreis Heinsberg e.V.
Heiderbusch 24
41812 Erkelenz
Tel. 02433/918835
Fax: 02433/918835
rgoertz@t-online.de

Gisela Illias
Uppersberg 66
51375 Leverkusen
Tel. 0214/5005013

Ingeborg Klocke
Justinus-Kerner-Str. 1
71636 Ludwigsburg
Tel. 07141/5072133
ingeborgklocke@aol.com

Waltraud Kowalski
Hepatitis SHG Bochum
Bochumer Str. 185a
45661 Recklinghausen
Tel./Fax.: 02361/6581965
waltraudkowalski@yahoo.de

Marja Levicar-Wolf
Im Heimgarten 4
60389 Frankfurt a.M.
Tel.: 069/473150

Gisela Schaber
PBC-Selbsthilfegruppe Baden-Württ.
Ahornweg 5
72290 Loßburg
Tel.: 07446/820
rolf.schaber@freenet.de

Uwe Schoch
Graf-Eberstein-Str. 2
74747 Ravenstein
Tel. (nur samstags): 06297/928935
uwe.schoch@dhcf.de

Hans-Thomas Sedlmayer
Wissenschafl. bundesweite SHG für HIV/Hepatitiden/PBC/AD(H)S und Resistenzen
Lothar-Bucher-Str. 3
12157 Berlin
Tel.: 030/74781500
Fax.: 030/74781502
prismed@gmx.de

Erhard Tribbe
PBC-Aktivengruppe
Vor den Höfen 10
27243 Harpstedt-Simmerhausen
Tel.: 04431/72924
tribbe_clan@t-online.de

Margret Wegmann
SHG Coesfeld/Rheine/Emstetten
Wupperstr. 36
48431 Rheine
Tel.: 05971/54724
margret.wegmann@gmx.de

Sigrid Weimar
Selbsthilfegruppe PBC/PSC/AIH Bayern
Kasernenstr. 12
84036 Landshut
Tel. 0871/1432112
infopbc@gmx.de

Martina Westerlage
PBC-Selbsthilfegruppe Dortmund
Haberkamps Vöhde 18
44357 Dortmund
Tel.: 0231/4766115

Index

A

add-on-Therapie 50
alk. Phosphatase 49
AMA 13, 25
ANA 25, 35
ANA-Titer 12
Antiendotheliale Antikörper 35
Antikardiolipin Antikörper 35
Anti-M2-Antikörper 48
Antiperoxidase Antikörper 35
Antithyreoglobulin Antikörper 35
Antitrypsinmangel 13
Autoantikörper-negative Autoimmunhepatitis 24
    Diagnose 25
    Differenzialdiagnose 26
    Therapie 25
Autoimmunhepatitis (AIH) 12
    Autoantikörper 13
    Diagnose 13
    Immunsuppressiva 15
    Klinik 12
    Leberbiopsie 14
    Prognose 23
    Therapie 14, 15
    Überlebensraten 18
    Verlauf 17
Azathioprin 15, 25, 37, 50

B

Benzofibrat 50
Bildgebung 14
Bilirubin 52, 53
Budesonid 20, 21, 26, 50

C

CA 19-9 40
Calcineurininhibitor 21
CEA 40
Cholestase 49
Cholestyramin 51
Colchizin 50
Cortison 50
Cyclosporin 21, 36

D

Diabetes mellitus 17

E

ERCP 34, 35

F

Fettleber 17
Fibrose 26, 49
first-line-Therapie 20
Fluoxetin 51

G

Gallengangsdestruktionen 49
Gammaglobulin 18
Gastroskopie 53
Glaukom 16
Glucocorticoide 31, 36
Granulome 25

H

Hämochromatose 13
Hepatitis-SHG 56
Hepatomegalie 48
Histologie 14, 18, 25
Hypertonie 21

I

IgG4 ....35, 42
Ikterus 12
Immunglobuline 30
Impfprophylaxe 16
Interface-Hepatitis 19, 25, 26

K

Karzinomrisiko 38
Katarakt 16, 17
Knochendichtemessungen 53
Kombinationstherapie 50
Komorbiditäten 22, 38
Komplikationen 42

L

Laboruntersuchungen 12
Langzeitimmunsuppression 17
Langzeitstudie 17
large-duct PSC 43
Leberbiopsie 14
Leberenzyme 30
Lebertransplantation 22, 26, 37
Leberzirrhose 17, 19
Leitlinien 36
LKM1 25

M

Mallorykörper 25
Methotrexat 36, 50
Metronidazol 37
Modafinil 51
Morbus Crohn 38
Morbus Wilson 13
Müdigkeit 51
Mycophenolat-Mofetil 20, 21

N

Naloxon 51
Nebenwirkungen 16, 17, 21, 26
Non-Responder 50

O

Obeticholsäure 51
Ondansetron 51
Osteopenie 51
Osteoporose 16, 17, 37
Overlapsyndrome 30
    AIH-/PBC-Overlapsyndrom 30
    Charakteristika der Overlapsyndrome 30
    Diagnose 30
    Therapie 31

P

p-ANCA 34
partielle Responder 50
Präkanzerose 34
Prednisolon 15, 25, 50
Primär-biliäre Zirrhose (PBC) 48
    antimitochondriale Antikörper (AMA) 48
    Ätiologie 48
    Bilirubinverlauf 53
    Diagnose 48
    Prognose 53
    Symptomatik 48
    Therapie 49
    Verlauf 53
    Zusatztherapie 51
Primäre Non-Response 20
Primär-sklerosierende Cholangitis (PSC) 34
    Antikörper 34
    Diagnose 34
    Differentialdiagnose 35
    IgG4-assoziierte PSC 42
    Klinik 34
    Komplikationen 42
    Prognose 42
    PSC und Cholangiokarzinom (CCA) 40
    Therapie 36
Prognose 23
Pruritus 44, 51

R

Rapamycin 22
Rauchen 52
Remission 18
Rezidiv 19
Rituximab 22, 50

S

Schwangerschaft 23
Selbsthilfegruppen 56
SLA/LP 13
SMA 13, 25, 35
small-duct-PSC 38, 43

T

Tacrolimus 22
Therapie 14
    Autoimmunhepatitis 15
Therapiekontrolle 14
Therapieversagen 20
Triple-Therapie 50

U

Überlebensraten 18, 23
Ursodeoxycholsäure 36, 49

V

Virushepatitiden 23

Z

Zytomegalie 13
Zytopenie 16

Klinische Lehrbuchreihe
...Kompetenz und Didaktik!

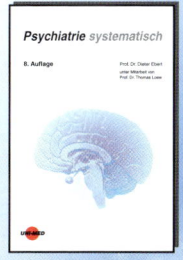 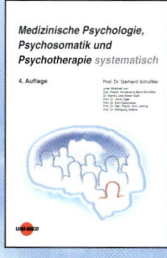 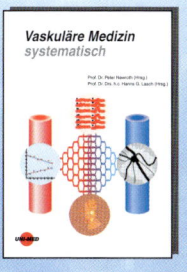 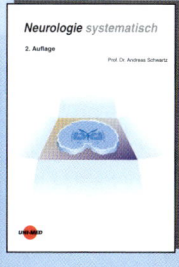 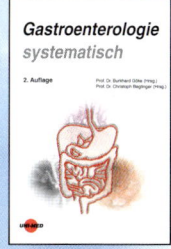

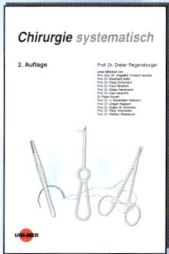 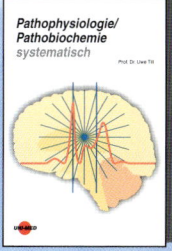 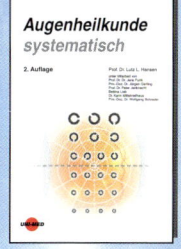 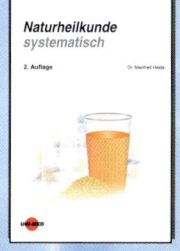 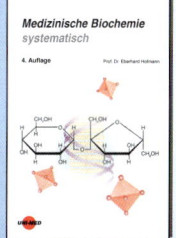

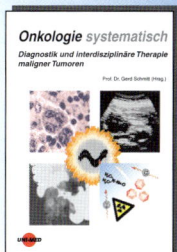 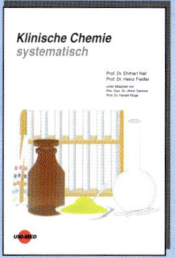 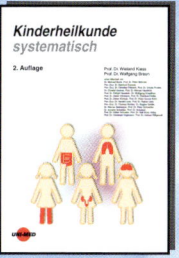 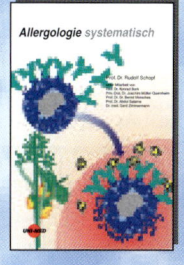 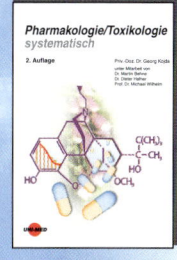

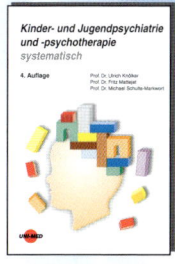 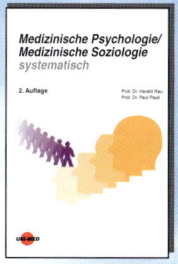 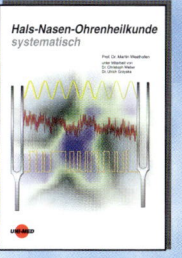 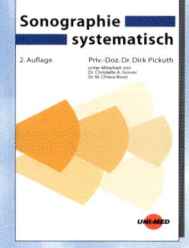 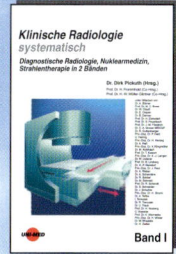

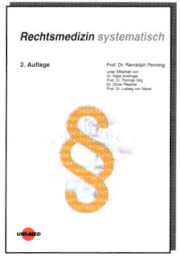 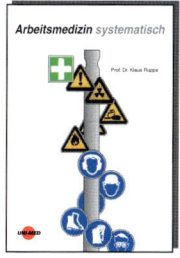 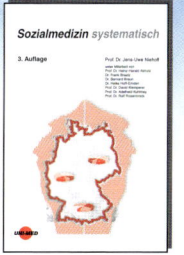 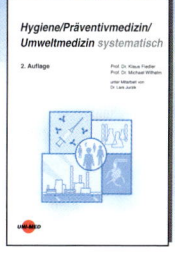

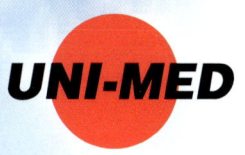

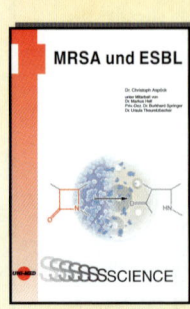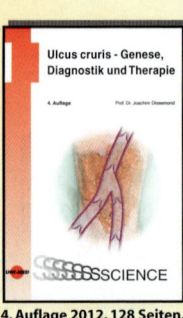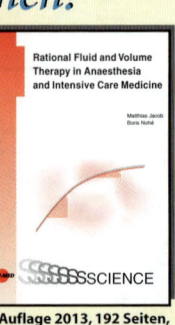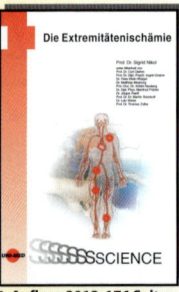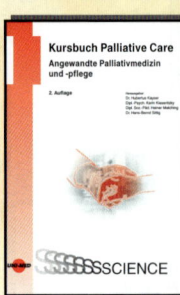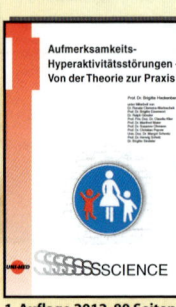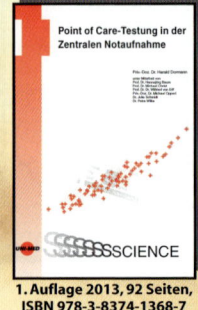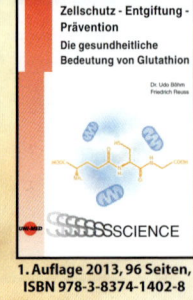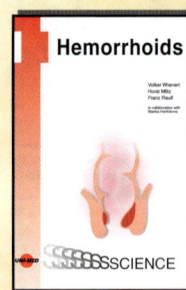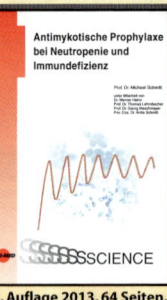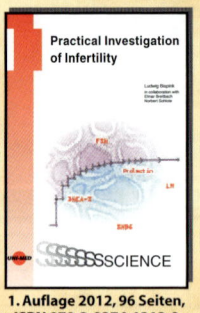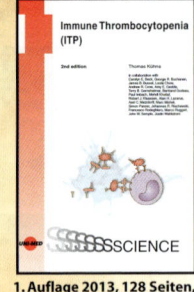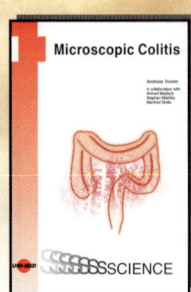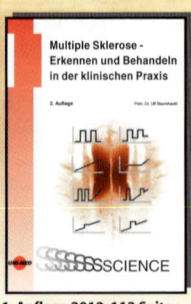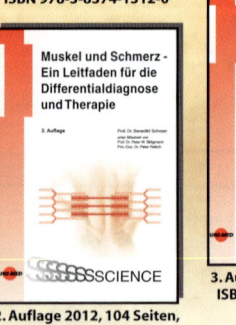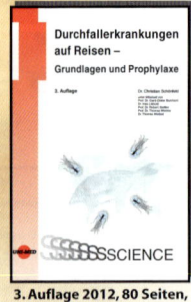

Aktuelle Neuerscheinungen über die gesamte klinische Medizin...

Topische Steroide in der Gastroenterologie
1. Aufl. 2013, 77 S., ISBN 978-3-8374-1361-8

Praktischer Leitfaden der Kapselendoskopie
2. Aufl. 2012, 156 S., ISBN 978-3-8374-1367-0

Hämorrhoiden – Ein systematischer Überblick
2. Aufl. 2012, 224 S., ISBN 978-3-8374-1358-8

Clostridium difficile-Infektion – Prävention, Diagnose, Therapie
1. Aufl. 2012, 80 S., ISBN 978-3-8374-1412-7

Diagnostik und Therapiekontrolle bei chronisch-entzündlichen Darmerkrankungen
1. Aufl. 2012, 120 S., ISBN 978-3-8374-1363-2

Nutrition in Modern Oncology
1. Aufl. 2013, 128 S., ISBN 978-3-8374-1344-1

Das kardiorenale Syndrom
1. Aufl. 2013, 128 S., ISBN 978-3-8374-1335-9

Palliativmedizin – Lehrbuch für Ärzte, Psychosoziale Berufe und Pflegepersonen
2. Aufl. 2013, 216 S., ISBN 978-3-8374-1408-0

Die B-Vitamine Folsäure, B$_6$ und B$_{12}$ in der Prävention
2. Aufl. 2013, 128 S., ISBN 978-3-8374-1420-2

Impfratgeber – Impfempfehlungen für Kinder, Jugendliche und Erwachsene
7. Aufl. 2013, 144 S., ISBN 978-3-8374-1390-8

Präventionskonzepte beim Prostatakarzinom
2. Aufl. 2013, 80 S., ISBN 978-3-8374-1400-4

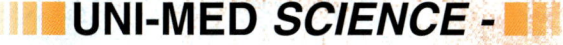

UNI-MED SCIENCE - Topaktuelle Spezialthemen!

...das beste Rezept von UNI-MED!

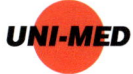

UNI-MED Verlag AG • Kurfürstenallee 130 • D-28211 Bremen
Telefon: 0421/2041-300 • Telefax: 0421/2041-444
e-mail: info@uni-med.de • Internet: http://www.uni-med.de

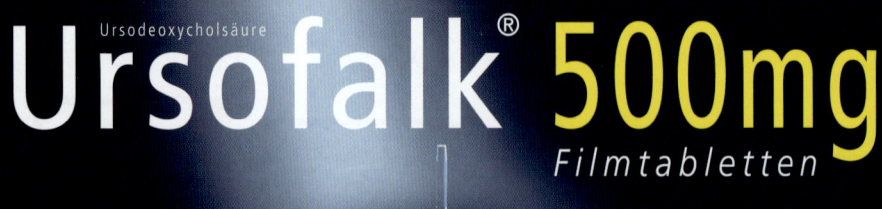

Ursofalk® 500mg
Ursodeoxycholsäure
Filmtabletten

Einzige innovative 500mg-Form

Für bessere Compliance bei PBC
Kann nicht substituiert werden

Zuzahlungsfrei für den Patienten

Ursofalk® 500mg Filmtabletten, Ursofalk® 250mg Kapseln, Ursofalk® 250mg/5ml Suspension. Wirkstoff: Ursodeoxycholsäure. **Zusammensetzung:** 1 Filmtablette enthält: Arzneil. wirks. Bestandt.: 500 mg Ursodeoxycholsäure. Sonstige Bestandt.: mikrokr. Cellulose, Povidon K25, Crospovidon (Typ A), Talkum, Magnesiumstearat (Ph.Eur.), hochdisp. Siliciumdioxid, Polysorbat 80, Hypromellose, Macrogol 6000. 1 Hartkapsel bzw. 5 ml Suspension enthalten: Arzneil. wirks. Bestandt.: 250 mg Ursodeoxycholsäure. Sonstige Bestandt.: Hartkapseln: Magnesiumstearat (Ph.Eur.), Titandioxid (E171), Maisstärke, hochdisp. Siliciumdioxid, Gelatine, Natriumdodecylsulfat, ger. Wasser. Suspension: Benzoesäure, ger. Wasser, Xylitol, Glycerol, mikrokr. Cellulose, Carmellose-Natrium (Ph.Eur.), Propylenglycol, Natriumcitrat (Ph.Eur.), Natriumcyclamat, Citronensäure, Natriumchlorid, Zitronenaroma. **Anwendungsgebiete: 1.** Behandlung der primär biliären Zirrhose bei Patienten ohne dekompensierte Leberzirrhose. **2.** Auflösung von Cholesterin-Gallensteinen der Gallenblase. Die Gallensteine dürfen nicht größer als 15 mm sein, auf dem Röntgenbild keine Schatten geben und die Funktion der Gallenblase darf, trotz Gallensteinen, nicht wesentlich eingeschränkt sein. **3.** Gallenrefluxgastritis (nur Ursofalk® 250mg Kapseln). **Dosierung: Zu 1.** 14 ± 2 mg/kg Körpergewicht tägl. **Zu 2.** Ca. 10 mg/kg Körpergewicht tägl. vor dem Schlafengehen. **Zu 3.** 1 Hartkps. 1 x tägl. vor dem Schlafengehen. **Gegenanzeigen:** Akute Entzündungen der Gallenblase und der Gallenwege. Verschluss der Gallenwege (Choledochus- oder Zystikusverschluss). Häufige Gallenkoliken. Röntgendichte, kalzifizierte Gallensteine. Eingeschränkte Kontraktionsfähigkeit der Gallenblase. Überempfindlichkeit gegenüber Gallensäuren oder sonstigen Bestandteilen. Schwangerschaft, Stillzeit. **Nebenwirkungen:** Häufig breiförmige Stühle bzw. Durchfall. Sehr selten: schwere rechtsseitige Oberbauchbeschwerden, Verkalkung von Gallensteinen, Urticaria. Bei Therapie der primär biliären Zirrhose im fortgeschrittenen Krankheitsstadium sehr selten Dekompensation der Leberzirrhose (reversibel). **Dosierungen und Wechselwirkungen:** siehe Gebrauchsinformation. **Packungsgrößen:** Ursofalk® 500mg Filmtbl.: 50 Tbl. (N2), 100 Tbl. (N3); Ursofalk® 250mg Kps.: 50 Kps. (N2), 100 Kps. (N3). Ursofalk® 250mg/5ml Suspension: 250 ml Susp. (N2), 500 ml Susp. (N3). Verschreibungspflichtig. Stand: 4/2013

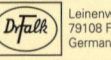

DR. FALK PHARMA GmbH
Leinenweberstr. 5
79108 Freiburg
Germany

www.drfalkpharma.de